L'Appendicite

par Victor PAUCHET (d'Amiens)

Ancien Interne-Lauréat des Hôpitaux de Paris

A. MALOINE, Editeur, PARIS

23-25, Rue de l'Ecole-de-Médecine

1899

PUBLICATIONS DE L'AUTEUR

I. — ANATOMIE PATHOLOGIQUE

Kyste hydatique du petit bassin (Société anatomique, Paris, Juillet 1892).

Kystes hydatiques multiples du thorax et de l'abdomen (Soc. an., Paris, novembre, 1893).

Sarcôme mélanique du foie, secondaire à une tumeur mélanique du cuir chevelu (Soc. an., Paris, Juin 1895).

Méningite tuberculeuse secondaire à des ganglions caséeux trachéo-bronchiques (Soc. an., Paris, Juin 1895).

II. — CHIRURGIE

Abcès froids de la paroi thoracique (Clinique de la charité, Duplay, Gazette des hôpitaux, 23 août 1892).

Des pseudo-coxalgies (Gazette des hôpitaux, 1er septembre 1892).

Diagnostic et traitement de la pleurésie purulente (Revue internation. de médecine et de chirurgie, 10 février 1896).

3 cas de pied-bot varus équin congénital, traités par la méthode de Lorenz (Société médicale de Picardie, 7 juillet 1897).

Calculs secondaires à une plaie vésicale suturée à la soie. Taille. Guérison (Bulletin médical, 7 octobre 1897).

Pyonéphrose tuberculeuse. — Néphrectomie. — Guérison (Soc. méd. de Picardie, juin 1897).

Goître plongeant. — Enucléation. — Guérison (Soc. méd. de Picardie, 4 août 1897).

Lavements d'eau salée, au lieu d'injections de sérum artificiel. (Bulletin médical, 5 décembre 1897).

Notes sur la chirurgie rurale. (Gazette des hôpitaux, 23 nov., 25 nov., 4 déc., 18 déc., 30 déc. 1897, 6 janvier 1898).

Anus artificiel (Revue de Polytechnique médicale, 30 juillet 1898).

Abcès ostéomyélitique de l'espace prévésical. — Ouverture spontanée dans la vessie et à la peau. — Extraction d'un séquestre par voie sus-pubienne. — Guérison (Presse médicale, 5 nov. 1898, Gaz. méd. de Pic., nov. 1898).

Statistique opératoire du Dr V. Pauchet (d'Amiens) par Richelot (Société de chirurgie, Paris, 26 nov. 1898).

Opération d'un énorme prolapsus du rectum. — Guérison (Presse médicale, 5 nov. 1898, Soc. méd. de Picardie, oct. 1898).

Appendicite à forme néoplasique. (Bulletin médical, 21 janvier 1899, Soc. méd. de Picardie, décembre 1898).

Angiotripsie et chirurgie abdominale (Soc. méd. de Picardie, déc. 1898).

Appendicite, causes, symptômes, traitement (Revue internationale de médecine et de chirurgie, 25 janvier et 10 février 1899).

Appendicite légère, cas typique pour le traitement médical péritonite généralisée, mort (février 1899, Gazette méd. de Picardie).

Abcès d'origine épyploïque et causé par des lombrics intestinaux. — Laparotomie. — Guérison (Gaz. méd. de Picardie, mars 1899).

III. — GYNÉCOLOGIE

Hystérectomie vaginale et laparotomie pour lésions des annexes de l'utérus (Thèse, Paris, 10 décembre 1896).

Résultats éloignés de l'ablation des annexes de l'utérus (Bulletin médical, 8 déc. 1896).

Deux cas de fibromes du ligament large opérés et guéris (Semaine gynécologique, 30 nov. 1897).

Hystérectomie vaginale à l'aide des ligatures (Semaine gynécologique, 14 décembre 1897).

Castration abdominale totale pour lésions des annexes de l'utérus (Semaine gynécologique, 23 novembre 1897).

Fibrome utérin ayant subi la dégénérescence hystique calcaire et cancéreuse (Soc. méd. de Picardie, 7 avril 1897).

4 cas de fibromes opérés et guéris (Soc. méd. de Picardie, 5 mai 1897).

Opération césarienne suivie d'une hystérectomie abdominale. — Mère et enfant vivants (Bulletin médical, 10 avril 1898).

Kyste ovarique et fibrome opérés et guéris (Société de chirurgie, Paris, 27 octobre 1897).

19 cas d'hystérectomies abdominale, 19 guérisons (Société de chirurgie, Paris, 27 octobre 1897).

Traitement des métrites (Gaz. méd. de Picardie, septembre 1897).
Blennorragie chez la femme (Gaz. méd. de Picardie, août 1898).

Tuberculose génitale et péritonite tuberculeuse chez la femme (Gaz. méd. de Picardie, sept.-octobre 1898).

APPENDICITE

Causes — Symptômes — Traitement

Par le Dʳ Victor PAUCHET (d'Amiens)

Ancien Interne-Lauréat des Hopitaux de Paris.

Nous avons eu l'occasion, depuis deux ans que nous sommes à Amiens, d'opérer 28 cas d'appendicite à des époques différentes de leur évolution. Un seul décès est à enregistrer. Il s'agissait d'une péritonite généralisée (1). Nous avons également opéré ou vu opérer pendant notre internat (1892-1897) un assez grand nombre de malades atteints de cette affection. Cette expérience personnelle fixée par les discussions multiples auxquelles nous avons assisté, dans les diverses sociétés savantes, nous a donné sur cette question une idée d'ensemble que nous allons exposer.

Si on lit le procès-verbal de l'autopsie de Gambetta, on peut voir qu'il y a quinze ans la maladie qui nous intéresse était totalement inconnue. Les cas d'appendicite étaient sans doute aussi nombreux qu'aujourd'hui, mais on les désignait sous le nom de péritonite, abcès de la fosse iliaque, typhlite, etc. Il a fallu que depuis dix ans les Américains publiassent leurs interventions répétées pour nous donner les premières notions du sujet et nous faire toucher du doigt les lésions appendiculaires.

De l'abstention obstinée des confrères qui soignèrent Gambetta, à l'intervention systématique à laquelle concluent presque tous les chirurgiens d'aujourd'hui, il y avait loin et pourtant, la distance a été rapidement franchie. Les cas de mort encore si nombreux que causent cette terrible affection vont diminuer de jour en jour quand le diagnostic sera précoce et que le traitement chirurgical sera appliqué d'emblée.

---

(1) Nous venons de constater un nouveau cas de ce genre (*Gazette médicale de Picardie* — Février 1899). Ce qui fait 29 observations avec 2 morts.

Causes prédisposant à l'appendicite.

Cette maladie se rencontre aussi bien chez l'homme que chez la femme. Les jeunes sujets et parmi ces derniers, ceux de 10 à 20 ans en sont les victimes de prédilection. Néanmoins les cas signalés chez les vieillards et les très jeunes enfants se multiplient chaque jour.

L'hérédité joue un rôle qu'il est impossible de nier. Roux (de Lausanne) se basant sur une statistique de 300 observations a montré que cette affection était héréditaire dans 40 °/₀ des cas. Dieulafoy donne sur ce point l'explication suivante : Les lésions du *vermium* sont souvent liées à la production des calculs intestinaux. Or cette lithiase intestinale survient chez des malades dont la famille présente des exemples de goutte, gravelle, lithiase hépatique, ou autre manifestation arthritique. *La cause de l'appendicite héréditaire est donc l'arthritisme* qui peut se révéler indifféremment par des concrétions intestinales, appendiculaires, biliaires, urinaires ou articulaires.

Toutes les causes que nous venons d'énumérer n'ont cependant qu'une faible importance; nous en dirons autant de l'influence du régime alimentaire, du surmenage physique, de l'usage de la bicyclette, etc. La véritable cause de l'appendicite est le *coli-bacille*; la véritable cause prédisposant à cette affection résidera donc dans les *inflammations aiguës ou chroniques du tube digestif*. Lisons les observations d'appendicite, nous verrons qu'un grand nombre de malades étaient atteints de *diarrhée* pendant les jours ou les semaines qui précédèrent les accidents. Qu'y a-t-il d'étonnant à ce que l'appendice s'enflamme comme le reste de l'intestin ? Ne fait-il pas partie de ce conduit ? Ne présente-t-il pas, par suite de sa déclivité, une moindre résistance à l'action destructive des germes ? C'est également par leurs localisations intestinales que *certaines maladies infectieuses*, telles que la rougeole, la grippe, les oreillons, et surtout la *fièvre typhoïde*, peuvent être le point de départ de l'appendicite.

Pathogénie de l'appendicite.

Le vermium (appendice) est riche en tissu lymphoïde. Il rappelle par sa structure et son aspect folliculaire la constitution des plaques de Peyer et de l'amygdale. Or, si les microbes qui occupent normalement ou anormalement la cavité bucco-pharyngienne, viennent à subir une exaltation de leur virulence, l'amygdale devient le point de départ de phénomènes inflammatoires. Et bien, au niveau de l'appendice cœcal, la pathogénie des accidents est la même. La virulence des coli-bacilles qui normalement pullulent dans la cavité intestinale, se trouve exaltée dans certains cas, et l'infection des parois de l'organe est ainsi préparée.Ces conditions peuvent être réalisées par *une entérocolite* ou une *maladie infectieuse* : typhoïde, rougeole, oreillons, etc... A côté de ces causes générales, il y a des causes locales. Tous les appendices ne sont pas égaux devant le microbe et *les conditions qui modifient sa physiologie normale*, comme les vices de position, les rétrécissements et les calculs, favorisent l'apparition des lésions.

Exagérant ce rôle de l'oblitération vermiculaire, TALAMON et DIEULAFOY ont voulu lui attribuer une part exclusive dans la pathogénie des accidents.

TALAMON créa le mot de « *colique appendiculaire* ».Les calculs de l'intestin pénétrant dans l'appendice,y détermineraient un spasme douloureux,dont l'effet serait la réexpulsion du calcul dans la cavité cœcale. Ce mécanisme de la colique hépatique appliquée à l'appendicite est purement théorique, car il est difficile de faire pénétrer des corps étrangers dans l'orifice d'entrée du vermium. Il est d'ailleurs prouvé que les calculs se forment dans l'organe même ; ou bien s'ils sont venus de l'intestin, ils acquièrent dans l'appendice leur importance et leur volume.

C'est aussi TALAMON qui donna la conception du « *vase clos.* » Le calcul contenu dans l'appendice obstrue la lumière de son canal et isole dans le cul-de-sac vermiculaire, les produits de sécrétion et les microbes. Ceux-ci subissant ainsi une exaltation de leur virulence déterminent des lésions inflammatoires,et le corps étranger comprimant les parois produit l'ischémie de l'organe.Arrêt de la circulation d'une part, infection de l'autre; en voilà assez pour ulcérer les tuniques et aboutir au sphacèle et à la perforation.

DIEULAFOY qui donna dans ces dernières années une description magistrale de l'appendicite, reprit la théorie du vase clos, et fit jouer également un *rôle exclusif à l'obstruction de l'organe.* Au calcul de TALAMON, l'auteur ajouta les vices de position et les rétrécissements de l'appendice cœcal.

Cette théorie du vase clos est très brillante; mais elle a le défaut de ne pas être toujours d'accord avec les faits.Maintes fois,il arrive qu'en opérant des appendicites, on constate qu'il n'existe aucune cause d'oblitération. D'autre part, on peut rencontrer un rétrécissement de l'appendice sans aucune réaction inflammatoire,témoin le cas de GUINARD : Il s'agissait d'une hernie irréductible, dont le malade voulait être guéri. Or, le contenu de cette hernie était un long appendice qui s'était plié en deux, et dont le segment moyen était contenu dans le sac. Au niveau du collet de ce sac, le vermium était comprimé et rétréci ; malgré les deux cavités closes résultant de ce double rétrécissement, il n'existait aucune trace de lésion inflammatoire. On peut voir la pièce sur les deux figures de l'auteur. (Tr. de chir. et de clinique op. — TOME VII. p. 494).

D'ailleurs, on sait que dans les vieilles salpingites, où les deux extrémités tubaires sont oblitérées, le pus perd de sa virulence chaque jour au lieu que celle-ci soit accrue.

La théorie du vase clos ne peut donc embrasser seule toute la pathogénie de l'appendicite. Sans doute *l'obstruction de l'organe favorise l'apparition de cette maladie*, mais la cause réelle réside dans *l'infection primitive des follicules vermiculaires*, que celle-ci soit due à une infection déjà existant et de l'intestin ou bien à une maladie générale.

Les ulcérations et les perforations s'expliquent par un mécanisme analogue à celui qui préside à la formation des pertes de substance si communes au tube digestif: ulcère d'estomac et du duodénum, ulcérations de l'intestin grêle au cours de la fièvre typhoïde, lésions de rectite ulcéreuse. Cette destruction limitée des tissus est facile à expliquer, si l'on songe à toutes les causes d'infection, d'altération mécanique et chimique qui peuvent se prêter un mutuel concours à la surface de la muqueuse digestive, et réaliser ainsi des accidents de nécrose.

Quant aux accidents résultant du voisinage de l'inflammation simple ou de la perforation du vermium, ils sont connus et expliqués depuis longtemps. Si la perforation se produit sans création préalable d'adhérences, il en résulte une *péritonite septique*, suraiguë, mortelle. Si au contraire une barrière protectrice d'adhérences s'est élevée entre l'organe et la grande séreuse, la perforation n'aura qu'un *abcès péri-appendiculaire*, comme conséquence.

Que faut-il penser des *rapports pathogéniques qui unissent l'appendicite à la salpingo-ovarite?* Il est certain que ces deux ordres de lésions coexistent parfois. Dans deux cas, nous avons dû pratiquer la castration abdominale totale, suivie de la résection d'un appendice gros et épaissi, dont l'extrémité libre adhérait intimement aux annexes droites suppurées. Chez ces deux malades qui ont guéri, il existait un processus d'adhérences englobant l'utérus et les annexes. Dans des cas semblables, *la lésion primitive est-elle l'appendicite ou la salpingite ?* Il est possible que l'infection puisse débuter par l'un ou l'autre de ces deux organes ; qu'elle suive la voie lymphatique du ligament appendiculo-ovarien de Clado ; ou qu'elle se propage par contact, ce qui est plus vraisemblable, l'étude des antécédents de la maladie sera un guide précieux, pour connaître si la maladie a débuté par des accidents génitaux ou au contraire par des troubles intestinaux.

En résumé, *l'appendicite est une infection* des parois du vermium, déterminé parfois par la *tuberculose* ou l'*actinomycose*, mais presque toujours par le *coli-bacille*, associé ou non au staphylocoque, streptocoque, etc... Cette inflammation aboutit à la congestion de l'organe, à des ulcérations et le plus souvent au *sphacèle*. Il en résulte alors une perforation de l'appendice.

Si cette perforation est survenue au bout de quelques jours, il y a chance pour que des adhérences aient déjà pris naissance autour de l'appendice. Dans ce cas, le contenu septique de cet organe ne s'écoulera pas dans le péritoine, et comme il ne franchira pas le voisinage de la perforation, il aboutira simplement à la formation d'un *abcès peri-appendiculaire*. Si, au contraire, au moment de la rupture, il n'y avait pas d'adhérences péritonitiques pour défendre la séreuse, l'évacuation du vermium déterminerait une *péritonite généralisée* mortelle.

Le vermium (appendice) contient normalement les coli-bacilles qui déterminent ces accidents.Pour que ces derniers se produisent, il faut que la virulence des microbes soit exaltée momentanément,soit par une maladie générale, soit par une entérocolite, soit par l'oblitération de l'organe (calculs, coudure, bride).

Anatomie Pathologique.

1° Etude des parois

A) Appendicite a chaud. — a) *cas simples:* l'appendice examiné tout au début de la crise, est simplement ferme et allongé, couvert d'arborisations vasculaires, « *en érection* ». La muqueuse est épaissie, elle présente parfois déjà des ulcérations.

b) *Cas accompagnés de perforation ;* la perte de substance peut simplement se présenter sous la forme d'un petit orifice, ou d'une séparation complète du vermium d'avec le cœcum, ou d'une section transversale en un point quelconque de sa longueur. Que la perforation ou la séparation se produise à la pointe ou à la base, on trouve un fragment de l'organe baignant dans le pus, et s'éliminant, au moment de l'ouverture de l'abcès.

B) Appendicite a froid. — (en dehors des crises). Ici encore, la lésion est variable. Voici les exemples les plus fréquents que l'on rencontre : Appendice fixé par des adhérences; aspect presque normal; fermeté de consistance des parois. Appendice perdu au milieu des adhérences ou noyé dans des franges épiploïques graisseuses ; petit, rétracté, sclérosé comme un bout de ficelle.Appendice totalement disparu au milieu d'un amas d'adhérences et de fongosités inflammatoires. Appendice hypertrophié, gros comme le doigt, à parois épaissies, et présentant, sur une section longitudinale, 2 ou 3 dilatations séparées par des anneaux rétrécis. Appendice absolument normal malgré plusieurs crises, la résection se termine néammoins par la guérison complète. Appendice allongé et renflé à son extrémité libre, en forme de baguette de tambour. Cette extrémité seule est adhérente. Nous l'avons trouvée une fois fixée à l'extrémité inférieure du rein droit, et une autre fois aux parois du pelvis. Il est parfois à craindre de voir l'organe se rompre au cours du décollement.

En cas *d'appendicite tuberculeuse*, on trouve un ramollissement caséeux des parois vermiculaires et des granulations bacillaires sur le péritoine cœcal et péricœcal.

2° Contenu de l'appendice

Le vermium peut contenir du muco-pus, des matières fécales molles ou durcies, enfin des corps étrangers qui sont presque toujours des calculs.

Calculs : Ceux-ci ont été pris pendant longtemps pour des *noyaux de fruits* (prune, cerise, olive, datte...).Le fait est qu'il y a entre ces noyaux et les calculs appendiculaires une ressemblance parfaite, et il faut les avoir fendus en deux par le milieu pour arriver à se convaincre de la non-identité. Il est fort probable que jamais, un noyau n'a pénétré dans l'appendice, il suffit de vouloir introduire, ne fût-ce qu'un grain de plomb, pour deviner la difficulté pour un corps étranger même petit, de franchir l'orifice d'entrée du canal. Nous n'avons vu qu'un seul cas de véritable corps étranger dans le vermium. Il s'agissait d'un homme de 58 ans que nous opérions pour une hernie dans le service de M.Richelot, il y a 3 ans. Le contenu de cette hernie était un gros appendice adhérent dont l'extrémité inférieure renfermait un fragment d'os.

Comment se forment les calculs de l'appendice? Chacun sait qu'il existe souvent du sable dans l'intestin. Ce sable résulte de la précipitation des sels contenus, soit dans la bile, soit dans le suc intestinal, sous l'influence des fermentations. Que ce sable se produise dans l'appendice ou qu'il provienne du cœcum, il n'en constitue pas moins dans la cavité vermiculaire, le noyau d'un calcul qui va s'accroître par l'addition successive de nouvelles couches. Ces calculs sont tantôt arrondis, tantôt ovoïdes ou allongés.On peut en rencontrer 3 ou 4, chez un même sujet.Leur couleur est jaune ou brune. A la coupe, ils présentent le même aspect stratifié que les calculs vésicaux ou biliaires. Leur analyse chimique révèle la prépondérance des sels de chaux, ou des phosphates ammoniaco-magnésiens. Ils sont colorés par la matière organique stercorale, et renferment en outre de la cholestérine.

3° Lésions de voisinage

a) *Péritonite généralisée.* — Celle-ci se produit si l'appendice s'est rompu sans formation préalable d'adhérences protectrices. On trouve les lésions connues de la péritonite septique : anses intestinales dilatées, vascularisées et dépolies, baignant dans un liquide séreux, louche.

b) *Abcès péri-appendiculaire.* — Ceux-ci se produisent quand la rupture du vermium a été précédée d'un processus de péritonite localisée et d'adhérences défensives. Toutefois les abcès, comme la péritonite localisée, peuvent apparaître sans rupture de l'organe. En effet, les microbes peuvent traverser les tuniques vermiculaires comme celles d'une anse intestinale étranglée. Le siège de ces abcès est aussi variable que celui de l'appendice. Et si on se rappelle que cet organe est tantôt vertical en arrière du cœcum, tantôt en avant de ce dernier, tantôt enroulé autour de la terminaison de l'iléon, tantôt plongeant dans le pelvis, on s'expliquera comment les abcès péri-appendiculaires peuvent siéger au devant du rein comme au fond de la cavité pelvienne. On trouve même parfois des abcès en « *fer à cheval* » qui occupent à la fois les deux fosses iliaques et la cavité pelvienne.

On a voulu *classer ces abcès d'après leur siège*, et les ramener à *5 types* : L'A. *ilio-inguinal.* Celui-ci est immédiatement au dessus de l'arcade crurale. *L'A. antérieur*, au dessus du précédent, et plus près de l'ombilic. L'A. *postérieur ou rétro-cœcal*, il appartient à la région lombaire. *L'A. pelvien* qui occupe le bassin, et enfin *L'A. interne* enkysté au milieu des anses intestinales ; celui-ci se trouve loin de l'incision classique par laquelle on essaie de l'aborder.

Le volume des abcès péri-appendiculaires est également variable. En opérant 4 ou 5 jours après le début, on peut trouver une simple cuillerée à café de pus. Mais à mesure que la maladie évolue, la quantité est plus abondante. On peut ainsi être appelé à voir ces vastes abcès occupant la portion sous-ombilicale de l'abdomen tout entière. Ce sont ces cas, d'ailleurs guérissables par la chirurgie, qui donnent à l'opérateur l'illusion d'avoir guéri une péritonite aiguë généralisée, alors qu'il ne s'agissait que d'une vaste péritonite circonscrite.

Livrés à eux-mêmes, *les abcès évoluent différemment*, suivant les cas. Ils peuvent *s'ouvrir spontanément au niveau de la peau*, dans *l'intestin*, dans le *vagin*, dans la *vessie*, et même dans le *péritoine*. On devine les conséquences fatales de cette dernière terminaison. Aux ouvertures cutanées succèdent souvent des *fistules* intarissables, soit au niveau des lombes, soit au-dessus de l'arcade crurale, soit à la partie supérieure et antérieure de la cuisse. Certains abcès à volume petit et à contenu peu virulent *peuvent se résorber* spontanément.

c) *Abcès à distance.* — Ils peuvent être enkystés dans le péritoine ou en un point quelconque de l'abdomen, sans présenter aucune communication avec le foyer péri-appendiculaire. En plus de ces foyers secondaires intra-péritonéaux, on peut trouver *d'autres collections* dans les organes du voisinage : poumons, cerveau, reins, plèvre, rate, et surtout dans le *foie*, là ils forment les *abcès aréolaires* dus à l'infection de la veine-porte.

Étude clinique de l'appendicite

A) Appendicite simple

Douleurs abdominales, quelques vomissements, fièvre peu élevée, léger embarras gastrique, voici les 4 éléments cliniques qui réalisent la forme simple.

Talamon décore cette crise du nom de « *colique appendiculaire* ». Le mot est joli, et si le syndrôme qu'il désigne rappelle celui de la colique hépatique, le mécanisme qui y préside ne saurait s'adapter à l'affection qui nous occupe. Jamais les calculs n'ont émigré hors de l'appendice.

La douleur débute brusquement. Le malade ne la localise pas lui-même au voisinage du cœcum; il attire plutôt l'attention, autour de l'ombilic ou sur toute la surface de l'abdomen, sans rien préciser. Mais si l'on palpe avec soin, on arrive, malgré la contraction des muscles abdominaux, à localiser la douleur au « *point de Mac Burney* ». Ce point facile à limiter en appuyant un doigt avec précaution, siège sur le milieu d'une ligne allant de l'ombilic à l'épine iliaque antéro-supérieure.

Les vomissements alimentaires ou bilieux sont peu nombreux, peu tenaces.

La température dépasse rarement 38° ou 38° 5.

L'état saburral des voies digestives existe toujours. La langue est sale, l'anorexie plus ou moins complète. Le malade appelle d'ailleurs son médecin pour une « *indigestion* ».

Ces phénomènes sont de courte durée. *En 24 ou 48 heures* la crise est terminée. Si, alors, on palpe la région cœcale on sent l'appendice qui roule sous le doigt, sous forme d'une tumeur allongée sensible à la pression. Au sortir de cette attaque le malade se croit ordinairement guéri ; à tort, certes ; car les micro-organismes qui ont élu domicile dans les parois du vermium sont simplement endormis et un beau jour, ils se réveilleront pour produire peut-être une perforation. *Il n'est ni soin, ni régime qui puisse prévenir une nouvelle attaque ni une pareille complication.*

B) Forme ordinaire de l'appendicite. — Péri-appendicite.
Abcès péri-appendiculaire.

Le début est variable.

Le plus souvent il s'agit d'un sujet ayant présenté des troubles digestifs, une légère réaction fébrile pendant quelques jours.

La maladie peut également débuter par une *douleur brusque* dans la région du cœcum.

Bientôt sous l'influence de la réaction péritonéale la douleur devient diffuse. Le malade ne la rapporte pas à un endroit fixe, ou bien c'est plutôt vers la zone ombilicale qu'il attire l'attention du chirurgien. Si ce dernier palpe la fosse iliaque, il peut localiser la douleur au milieu d'une ligne allant de l'épine iliaque antéro-supérieure à l'ombilic (*Point de Mac-Burney*). Rien qu'au frôlement de la peau, le malade éprouve une sensation de fer rouge. Dieulafoy a remarqué cette *hypéresthésie cutanée* au niveau de la fosse iliaque ; nous l'avons également constatée à la partie supéro-interne de la cuisse ; ce qui est facile à s'expliquer étant donnés les rapports des rameaux nerveux lombaires avec le cœcum. Le malade maintient souvent *la cuisse demi-fléchie* par contraction réflexe du psoas-iliaque.

Le testicule droit est souvent rétracté au moment des accès douloureux. Si on palpe la paroi abdominale on éprouve la sensation d'un plan résistant, c'est l'antique « *boudin cœcal* » qui n'était dû qu'à la contraction défensive de la paroi ou peut-être à des adhérences péri-appendiculaires. Au bout de 3 ou 4 jours, si l'appendicite doit aboutir à un abcès, le palper révélera un *gâteau* inflammatoire, une sorte de tuméfaction profonde. Ce signe objectif peut d'ailleurs manquer.

La percussion révèle parfois de la matité ; mais presque toujours de la sonorité, soit qu'il n'y ait pas de collection, soit que l'abcès siège en arrière du cœcum, soit que le pus sous-jacent à la paroi forme une couche trop mince pour substituer de la matité à la sonorité intestinale.

Les troubles digestifs, qui précèdent souvent mais non nécessairement les accidents, persistent pendant toute la maladie. La langue est sale, l'anorexie absolue, le ventre est ballonné, les vomissements et la constipation sont la règle. Ces derniers symptômes sont dus à la réaction péritonéale. Le pouls est rapide. Les yeux sont cernés, excavés, les conjonctives sub-ictériques.

La température oscille entre 38 et 39⁰ au début. Elle tombe souvent pendant quelques jours, pour reprendre au moment de la formation de l'abcès où elle atteint 39 ou 40°. La fièvre persiste alors jusqu'à l'évacuation chirurgicale ou spontanée du pus. *Cette fièvre n'existe pas toujours.* Il ne faut donc pas compter sur elle pour conclure à l'existence d'un foyer collecté.

Un sujet qui a présenté les jours précédents une réaction fébrile, des phénomènes abdominaux, et chez qui on découvre un empâtement douloureux de la fosse iliaque est certainement porteur d'un abcès.

Les abcès péri-appendiculaires évoluent comme les collections inflammatoires et enkystées du péritoine. Le malade présente d'abord un ventre ballonné, un facies grippé, une température élevée, un pouls fréquent, une constipation absolue, une douleur diffuse. Quelques jours se passent. L'état général s'améliore, le ventre devient souple sauf en un point limité où l'on perçoit un gâteau induré. En ce point il y a sonorité, malgré le liquide, car la collection est limitée par des anses intestinales pleines de gaz. On ne perçoit pas de fluctuation, à cause de la contraction défensive de la paroi.

Bientôt les phénomènes inflammatoires apparaissent dans la région malade. Les douleurs locales deviennent plus intenses. *L'empâtement augmente* et *l'œdème apparaît*. La température remonte, le malade a des *frissons* ; la constipation fait place à la *diarrhée*. L'abcés cherche à se faire jour au dehors spontanément.

Jusqu'ici nous avons supposé que l'abcès péri-appendiculaire évoluait spontanément vers l'ouverture. La mort peut survenir avant cette phase, par suite d'infection ; d'un autre côté, le susdit *abcès peut se résoudre et disparaître*. Il s'agit alors de cas peu virulents. Mais comment les deviner ? Quand la résolution survient, les phénomènes s'amendent, la contracture disparaît. On peut sentir par le palper une masse étroite et allongée, formée par l'appendice entouré d'adhérences.

C) **Appendicite perforante suraiguë avec péritonite généralisée**.

Dans ces cas, la perforation s'est produite avant la formation des adhérences. Il s'agissait d'une ulcération latente telle qu'on en observe sur l'estomac ou le duodénum. Le malade éprouve subitement une impression de déchirure ou de coup de couteau. Douleur vive, déchirante, syncopale, au niveau du cœcum. La douleur diffuse, les extrémités se refroidissent, le ventre se ballonne. Il y a arrêt des matières et des gaz, les vomissements bilieux, puis fécaloïdes se reproduisent sans trève, comme dans l'occlusion aiguë. La température atteint à peine 37°. Le pouls est fuyant, petit et misérable, il bat de 120 à 140 fois à la minute. La mort survient en 24 ou 48 heures.

(D **Appendicite chronique** (appendicite à rechutes).

L'appendicite récidive dans la majorité des cas. La rechute ou les rechutes, peuvent se produire quelques semaines, quelques mois, quelques années, parfois bien longtemps après la première atteinte. Rien ne peut prévenir cette récidive, sinon l'ablation de l'organe.

Parfois le malade atteint d'une première attaque conserve un point douloureux à droite.

L'appendicite chronique se présente donc *sous deux aspects différents* : Tantôt c'est une *série de rechutes* survenant tous les ans, tous les deux ans, ou plusieurs fois dans la même année. Tantôt c'est *une douleur légère mais persistante* qui, à propos du moindre effort ou du moindre écart de régime rappelle au malade le danger qui le menace.

La bénignité d'une première attaque ne fera jamais conclure à la bénignité des attaques futures. « *Ce n'est pas le premier accès qui tue, c'est en général le second et plus souvent le troisième.* » (Volz.)

Évolution clinique de l'appendicite.

La marche de cette maladie est variable suivant les cas. Il suffit pour s'en convaincre de relire la description de ces 4 formes : *Forme suraiguë avec péritonique septique. Forme simple. Forme aiguë* ou subaiguë *avec péritonite enkystée. Forme chronique.*

Entre tous ces types, on pourrait placer des intermédiaires. Je ne prendrai pour exemple, que cette *forme insidieuse « dite néoplasique »* qui aboutit à la formation d'un abcès sans aucune réaction péritonéale et sans autre signe qu'une tuméfaction para-cœcale et une fièvre légère.

Livrés à eux-mêmes les accidents peuvent être le point de départ d'une série de COMPLICATIONS.

Les abcès évoluent suivant les cas et suivant leur siège.

Ils peuvent s'ouvrir dans le péritoine et causer une mort rapide. Ils peuvent s'ouvrir dans le vagin, la vessie, à la peau de la région lombaire, sur la paroi abdominale antérieure ou à la partie supérieure de la cuisse. Une fistule pyo-stercorale en est la conséquence ; à moins que la mort par pyoémie ne vienne couper cours à ces accidents.

A côté des abcès péri-appendiculaires, on peut rencontrer *des infections à distance, des collections enkystées du péritoine.* Celles-ci ne communiquent pas avec le foyer para-cœcal. Elles s'annoncent par de l'empâtement, de la douleur et un peu de fièvre quelques jours après l'évacuation de l'abcès péri-appendiculaire.

En outre de ces abcès enkystés, on peut en trouver autour du *rein*, dans le *poumon*, et surtout *dans le foie.*

Cette dernière localisation a fourni à Dieulafoy son sujet pour la description du FOIE APPENDICULAIRE.

Un malade a été atteint d'appendicite. Cette appendicite a été violente ou légère peu importe, parfois même l'opération a été faite (TROP TARD).

Voilà que de *grands accès de fièvre* ouvrent la scène. Accès violents avec frissons, température à 40°, et transpiration abondante. Ces accès reviennent plusieurs fois par jour. La fièvre est continue. Avec les accès de fièvre apparaissent d'autres symptômes : *douleurs hépatiques,* douleurs à l'épigastre, *ictère,* état nauséeux, intolérance de l'estomac, *vomissements.* Ces symptômes sont accompagnés de *tuméfaction rapide du foie.* Les symptômes généraux sont ceux d'un *état typhoïde.* Le pouls est rapide, la langue sèche et rôtie.

La malade *succombe toujours dans l'adynamie*, dans le collapsus avec des symptômes d'ictère grave (hémorragies multiples, albuminerie, anurie).

L'infection hépatique est toujours consécutive à la phase aiguë de l'appendicite. Le foie appendiculaire n'est plus à redouter quand le processus de la maladie est éteint, c'est-à-dire quand les microbes ont perdu leur virulence.

En résumé, *le foie appendiculaire* se reconnaît à l'aspect typhoïde du malade, à l'apparition de l'ictère et de l'hypertrophie du foie. Tous ces accidents survenant pendant la convalescence d'une appendicite opérée trop tard, ou non opérée.

A l'autopsie, on trouve un foie gros, bosselé, bourré d'abcès alvéolaires. Cette complication est due à l'infection des radicules de la veine porte, à la pyléphlébite, et à l'infection des espaces portes intra-hépatiques. Contre cette éponge de pus la chirurgie est impuissante.

Pronostic de l'appendicite.

Il sera toujours réservé, car à côté des cas qui guérissent, il en est qui tuent rapidement, et sans prévenir. De plus, *quelle que soit la bénignité de la crise* présente ou passée, on peut toujours craindre une perforation subite et une péritonite mortelle.

Qu'on se souvienne encore une fois de la sentence de Roux (de Lausanne) « *celui qui a été atteint d'une première attaque d'appendicite ne dormira tranquille, que quand il aura son appendice dans sa poche.* »

DIAGNOSTIC DE L'APPENDICITE

Pour reconnaître l'appendicite d'une manière précoce, il faut toujours y penser

Nous avons vu, à propos de l'évolution de cette maladie, les surprises qu'elle ménageait au malade comme au médecin. Les formes les plus légères en apparence, peuvent brusquement, au bout de 3 ou 4 jours, plus tôt même comme plus tard, donner lieu aux phénomènes alarmants d'une péritonite suraiguë, sans que rien n'ait pu le faire prévoir.

Il y a intérêt à reconnaître l'appendicite à son début ; les lésions sont alors légères, la perforation n'a pas eu lieu, car il faut au moins 24 heures pour qu'elle se produise, et le sphacèle du vermium ne sera pas sans s'annoncer par quelques coliques dans la région cœcale.

Nous condamnons la conduite des confrères qui en présence d'une douleur abdominale appliquent immédiatement de la glace ou des cataplasmes laudanisés pour combattre la douleur. On ne peut plus sûrement se fermer la voie du diagnostic précoce ; autant vaudrait clore les yeux pour ne pas voir le patient. L'indication une fois posée, on a alors toute liberté de soulager le malade, *en attendant mieux.*

Chaque fois qu'un malade surtout un jeune sujet se plaindra de douleurs abdominales intenses ou légères, chaque fois qu'il présentera des troubles digestifs, il faudra explorer l'appendice.

Nous ne prétendons pas que le clinicien doive poser le nom d'appendicite sur tous les ventres tant soit peu troublés par une colique ou par un léger état saburral des voies digestives ; nous affirmons seulement que dans tous ces cas le médecin doit poser l'index sur le point de Marc Burney pour voir si celui-ci est sensible. Il devra recommencer cette exploration, pendant la journée et même le lendemain.

La chose peut paraître exagérée. Qu'on songe alors à la mortalité qu'entraîne l'appendicite, qu'on songe que la chirurgie eût sauvé ces malades s'ils avaient été opérés le 1er ou le 2me jour après le début des accidents. On comprendra alors comment l'appendicite est une chose à laquelle il faut toujours penser.

Parmi les malades que nous avons vus ou opérés, je mets en fait que les 3/4 d'entre eux avaient été l'objet des *diagnostics suivants* sinon pour leur dernière crise, du moins pour une de leurs attaques : *Coliques hépatiques, coliques néphrétiques, coliques de plomb, névralgie abdominale, ovarite* ; voilà pour les adultes. *Indigestion, vers intestinaux, stase fécale, embarras gastrque, entérite, méningite, pneumonie, grippe* ; voilà pour les adolescents et les enfants. Ces erreurs de diagnostic ont été parfois corrigées une semaine plus tard, par l'apparition d'un abcès, mais plusieurs de ces cas ont été masqués par une guérison apparente jusqu'à ce que une nouvelle attaque ait amené le malade au bistouri du chirurgien.

L'appendicite perforante aigüe avec péritonite généralisée se distingue parfois difficilement de l'occlusion intestinale aiguë

Je vis souvent le cas suivant: Un malade était envoyé à l'hôpital par son médecin avec le diagnostic d'occlusion intestinale, par invagination. *Le diagnostic* du confrère *avait toutes les apparences de vérité.* Les accidents avaient été précédés d'une phase d'entérite qui dura deux semaines, puis brusquement, 1 ou 2 jours avant son entrée à l'hôpital, cet homme avait été pris de violentes douleurs abdominales dont l'origine paraissait être la fosse iliaque droite. Les vomissements étaient incessants ; d'abord alimentaires puis bilieux, ils avaient alors l'aspect fécaloïde. Le ventre était ballonné. L'arrêt des matières et des gaz paraissait absolu. Le facies était altéré. Le pouls rapide et sans force. Le palper révélait un peu de sensibilité à droite, et au même niveau on pouvait croire à un certain empâtement. Ces signes du côté de la région cœcale n'étaient pas en contradiction avec le diagnostic d'invagination, car cette dernière lésion est presque toujours iléo-cœcale. Cet ensemble symptomatique expliquait donc pleinement le diagnostic qui avait été porté. *Pourtant* le malade ne présentait pas de véritables coliques de miserere, *les anses intestinales ne se dessinaient pas à chaque douleur* sous la paroi abdominale antérieure, le malade n'avait *pas rendu par l'anus de ces mucosités sanguinolentes* si fréquentes au cours de l'invagination. La *douleur initiale* avait pris de suite un caractère *bien subit et bien violent* pour un début d'occlusion, même aiguë. Nous ne parlons pas de la température, elle est normale dans la péritonite septique. Dans l'excmple que nous choisissons, l'entérocolite qui avait été le prélude de ces accidents pouvait avoir été aussi bien la cause d'une appendicite. Quant à l'empâtement perçu dans la fosse iliaque, il s'évanouit dès que le malade fut endormi ; la disparition de ce symptôme prouvait qu'il était dû à la contracture défensive de la paroi musculaire, c'est un excellent signe d'appendicite. On opérait ce malade. Il s'agissait d'une péritonite généralisée, causée par une appendicite perforante. L'appendice était coupé en deux par le processus inflammatoire. Il n'y avait pas de trace d'adhérences.

En cas de doute opérer. Car les deux affections sont fatalement mortelles et sont du ressort de la chirurgie. Le pronostic sera noir dans les deux cas car si *la laparotomie ne guérit qu'une péritonite généralisée sur cent*, elle ne guérit guère plus d'une invagination sur dix. Certainement, cette triste statistique s'améliora le jour où l'on opérera les malades pendant les premières heures qui suivront le début des accidents.

L'appendicite ou plutôt la péritonite péri-appendiculaire se confondra souvent avec la salpingite ou plutôt avec la pelvi-péritonite salpingienne.

Le diagnostic entre ces deux affections est souvent difficile, parfois même impossible. En cas d'hésitation, intervenir, dit BOUILLY, qui vient de traiter la question. (Ass. franç. de chir. 19 octobre 1898.) Voici comment ce gynécologue distingué a résumé ses idées : Dans les laparotomies et hystérectomies vaginales, on peut trouver l'appendice adhérent aux annexes malades ; dans ce cas, il faut l'enlever. Pour ce qui est des rapports de l'annexite avec l'apprendicite, on peut distinguer 3 ordres de faits. 1° *Une appendicite prise pour une annexite* ; 2° *Une annexite prise pour une appendicite* ; 3° *Les deux coexistent, mais l'une prédominant, on ne peut faire le diagnostic de l'autre.*

Le plus souvent les accidents ne sont pas aigus, et on peut se retourner; mais parfois aussi ils sont aigus et il faut agir... Le fait le plus grave et aussi le plus fréquent consiste à méconnaître l'appendicite et à la prendre pour une poussée péritonéale annexielle. Or, tandis que celle-ci ne demande presque jamais d'intervention d'urgence, c'est tout le contraire dans l'appendicite..... Dans l'appendicite, les accidents sont dès le début et d'emblée portés à un degré de gravité qu'on n'observe pas dans la pelvipéritonite d'origine annexielle. Le ventre est plus ballonné, la douleur est plus étendue, les vomissements sont plus constants et plus répétés. La parésie intestinale est plus accentuée. Le facies est plus rapidement altéré. En un mot, *les traits du tableau péritonéal sont mieux dessinés et d'emblée la gravité de l'état apparaît plus sérieuse dans l'appendicite que dans la péritonite d'origine annexielle.* La température dans l'appendicite atteint souvent de suite 39 degrés, tandis que dans la poussée péritonéale annexielle elle ne l'atteint pas ou du moins ne s'y maintient pas plus de quelques heures.

La marche peut encore aider au diagnostic. Dans l'appendicite, l'affection est progressive ou l'état grave reste le même. Dans l'annexite, même à début orageux les accidents s'effacent rapidement. Il est vrai que dans l'appendicite les accidents peuvent aussi s'amender rapidement aussi mais combien de fois dans ces cas, reprennent-ils tout à coup et emportent-ils le malade? Dans certains cas enfin, on peut faire un diagnostic rétrospectif: Une malade est prise d'une façon foudroyante d'accidents péritonéaux mortels, c'est de l'appendicite car en dehors d'elle la rupture d'un pyosalpinx peut seul mais rarement produire de tels effets.

DANS LE DOUTE NE PAS S'ABSTENIR (Bouilly).

Les abcès péri-appendiculaires peuvent faire penser à des collections suppurées venues des organes voisins.

Étant donné le siège variable de l'appendice, étant donnée sa longueur dans certains cas, on s'expliquera comment il peut porter dans tous les sens les abcès auxquels il donne naissance. Tantôt ce sera une collection qui remontant sur la face postérieure du colon simulera un phlegmon périnéphrétique. Tantôt faisant saillie en avant et en haut, elle fera penser a une cholécystite suppurée. Tantôt, plongeant dans le bassin, elle donnera le change pour une suppuration pelvienne, d'origine génitale. Tantôt, se faisant jour *au-dessous* de l'arcade crurale, elle fera croire à une oxalgie ou une ostéomyélite.

Dans des cas de ce genre, il faudra reconstituer par les antécédents, le début de la maladie ; il faudra surtout *insister sur les troubles digestifs*, qui accompagnent ou précédent les appendicites ; il faudra tenir compte de la *réaction péritonéale* qui presque toujours domine la scène, en cas d'appendicite.

Ne pas trop réfléchir, pour ne pas perdre de temps. Se souvenir du vieux précepte : *Ubi pus, ibi evacua*. Les modernes diront : « *Toute collection purulente reconnue sera évacuée le plus tôt possible et le plus largement possible*.

L'appendicite peut faire penser à une tumeur du cœcum ou d'un organe voisin.

La grossesse tubaire, le kyste ovarique à pédicule tordu, présentent des accidents aussi douloureux aussi subits que ceux qu'engendre l'appendicite.

Dans ces cas, l'existence d'une tumeur véritable n'est pas toujours bien nette à cause de la contraction des muscles de la paroi abdominale. Le chloroforme en aura vite raison.

Le rein mobile, au moment d'une crise d'hydronéphrose intermittente, sera vite reconnu, car en examinant avec douceur, on arrivera à limiter et à déterminer la forme de l'organe.

Dans les deux cas que nous venons de signaler on insiste souvent sur l'absence de réaction fébrile. Qui sait, pourtant — ? J'ai opéré il y a six mois une dame de 27 ans qui, atteinte d'un kyste de l'ovaire à pédicule tordu, présentait avant l'intervention 39° de température, sous l'influence de la poussée péritonéale.

Les abcès froids venant faire saillie au dessus de l'arcade crurale ne s'accompagnent d'aucune réaction fébrile ou douloureuse. On peut d'ailleurs explorer le rachis et la symphyse sacro-iliaque.

Nous accordons une mention spéciale au diagnostic de certaine appendicite qu'on rencontre chez les sujets âgés et qui simulent le cancer du cœcum.

C'est l'appendicite dite « *à forme néoplasique* » (1).

Le malade est âgé de 45 à 70 ans, âge des néoplasmes ; On ne trouve pas un début bruyant, douloureux, fébrile, mais un début insidieux se révélant par de l'amaigrissement, de la perte des forces, des sueurs et de

---

(1). Legueu et Beaussenat, *Revue de Gynécologie et de Chirurgie abdominale.* 1898. — p. 301.

la constipation. L'examen local fait reconnaître une masse diffuse dans la région du cœcum, cette masse est sensible mais pas très douloureuse. On incise et un flot de pus fétide montre qu'il s'agit d'une appendicite.

Comment distinguer cette forme torpide, du cancer du cœcum ?

Les selles n'ont jamais été sanguinolentes, la tumeur est d'emblée diffuse et immobile ; son évolution est plus rapide que celle du cancer. Enfin et surtout, en prenant la précaution de rechercher la température à diverses reprises, il est rare qu'un soir, on ne trouve pas 38°5 ou 39°.

Il est important de faire le diagnostic car le pronostic en dépend. Fatal dans un sens, il est bénin dans l'autre. L'opération du cancer cœcal est grave et ne prévient guère les récidives. L'incision d'un abcès paracœcal est chose insignifiante.

En cas de doute, inciser, car le plus collecté est abandonné à lui-même peut ulcérer les vaisseaux iliaques ou déterminer de l'infection générale.

Traitement de l'appendicite.

Ce qu'on entend par traitement médical.

Le malade est mis au lit jusqu'à disparition complète de tout phénomène douloureux spontané ou provoqué. Ce repos absolu combiné à une diète sévère constitue la partie la plus importante du traitement.

On permettra au sujet de sucer des fragments de glace pour tromper sa soif, et combattre les vomissements.

Une vessie de caoutchouc pleine de glace sera maintenue en permanence sur la région douloureuse.

La potion suivante sera administrée par cuillerées à café, au cours des 24 heures.

Eau.................	30 gr.
Sirop..............	40
Benzo-naphtol.......	2
Extrait thébaïque....	de 5 à 15 centigrammes.

Les sangsues, les vésicatoires et les purgatifs seront rigoureusement proscrits de cette thérapeutique.

Le traitement médical a pour effet d'abaisser la température, de calmer la douleur, et peut-être de favoriser la localisation de la péritonite. Malheureusement, il ne peut prévenir et encore moins arrêter les accidents dus à la perforation de l'organe.

Les appendicites guéries par le traitement médical ne sont pas guéries définititement.

Nous étions, jusque il y a 2 ans, partisan du traitement médical ; du moins dans les appendicites simples et les péri-appendicites constatées à leur début. Beaucoup de malades guérissaient, ou paraissaient guérir. Malgré ces résultats, nous avons renoncé à cette méthode pour avoir éprouvé de dramatiques désillusions. Nous avons constaté, tant par nos malades que par ceux de nos collègues, que les récidives survenaient dans la moitié des cas, et que ces récidives étaient souvent graves, parfois même mortelles.

Les compagnies d'assurances sur la vie auraient intérêt à faire opérer à leurs frais les assurés atteints une première fois de crise d'appendicite. En effet, la possibilité des récidives et des récidives graves, ne peut être mise en balance avec la bénignité des interventions chirurgicales précoces.

Quand nous lisons certaines statistiques optimistes, favorables au traitement médical nous n'avons qu'à relever les cas que nous avons nous-mêmes constatés ou opérés pour être convaincus de leur inanité. La plupart de nos malades avant de présenter les accidents que nous étions appelés à constater, avaient du subir 2, 3 et même 12 crises d'appendicite. Or chacune de ces attaques avait été « GUÉRIE » par le traitement classique et le confrère s'était peut-être félicité d'avoir sauvé un malade des mains du chirurgien.

Qu'on me laisse rapporter un cas entre cent. Il prouve quelle crainte doit inspirer pour l'avenir une première et surtout une deuxième crise d'appendicite.

Un jeune homme de 21 ans, employé de commerce dans une grande maison de Paris, revenait chaque année passer ses vacances dans sa famille. Pendant deux ans de suite et à la même époque, il présenta des accidents d'appendicite pour lesquels son médecin conseilla la résection du vermium. Le malade oublia ce sage avis et reprit son travail dès son retour dans la capitale. L'année suivante, toujours au même moment, tandis qu'il revenait chez ses parents passer quelques jours de congé, il fut pris subitement pendant le trajet, de violentes douleurs et de vomissements. Arrivé dans sa famille, celle-ci s'en fut quérir le médecin qui constata le début d'une péritonite grave et parla de suite de faire intervenir un chirurgien. Malheureusement cette proposition ne fut acceptée qu'après quelques heures de réflexions. Ce court espace de temps suffit néanmoins aux accidents septiques pour rendre inutile la visite trop retardée d'un chirurgien.

Nous reconnaissons que tous les cas ne sont pas aussi foudroyants que ce dernier. Mais il est certain que tout sujet atteint d'une première attaque d'appendicite *ne doit pas dormir tranquille jusqu'à ce qu'il ait,* comme dit Roux, *son appendice dans sa poche.*

Le traitement médical fait souvent perdre du temps. Il ne peut enrayer, ni même prévenir les accidents graves.

Nous connaissons des chirurgiens expérimentés qui en présence d'une appendicite légère ou au début, applique tout d'abord le traitement médical. De cette façon si la crise se calme, ils opèrent à froid six semaines après, et l'opération facile réussit toujours. Si, au contraire, la maladie continue d'évoluer, ils opèrent au bout de 8 ou 10 jours alors que la collection est nettement formée et que l'intervention consiste dans l'ouverture simple d'un abcès. Si pendant cette expectation,. les phénomènes s'aggravent subitement ils opèrent d'urgence. C'est précisément là que nous les attendons pour lutter contre leur manière de faire. Cette expectation à main armée est acceptable dans les villes où le malade a peut-être sous la main un chirurgien, son aide et son matériel. Il en est tout autrement à la campagne où les moyens de communications sont assez lents et où les conditions de milieu sont défectueuses et nécessitent des préparatifs de quelques heures.

« *Le temps pour l'opéré c'est la vie* » a dit Doyen. Ce précepte qui s'applique à la célérité de l'opérateur, pourrait également avoir pour objet la précocité des décisions chirurgicales.

Opérer vite, mais aussi opérer tôt.

Les chances de succès sont singulièrement diminuées quand on attend l'aggravation des phénomènes généraux et locaux. Hier les accidents étaient légers, le bistouri eût mis à découvert un appendice gros, violacé, peut-être en voie de sphacèle. Une appendicectomie aurait suffi pour prémunir le malade contre la suite possible des accidents. Aujourd'hui, les phénomènes se sont aggravés subitement. L'appendice est perforé. Peut-être va-t-on se trouver en présence d'une péritonite généralisée. Admettons même que les apparences de gravité soient moins éclatantes et n'aient pas débuté aussi violemment. Les accidents peuvent être néanmoins causés par un foyer très étendu. On trouve alors un malade infecté, sub-ictérique, amaigri. L'abcès une fois ouvert va guérir dira-t-on, c'est la règle. Sans doute ; à moins que les coli-bacilles suivant les radicules de la veine porte, n'aient déjà semé dans le foie les germes des abcès aréolaires. A moins que dans les jours suivants le développement de collections secondaires, ne vienne abaisser encore les chances de guérison.

En résumé, si dans les cas simples il est plus aisé de commencer le traitement par l'application des moyens médicaux, quitte à opérer plus tard à froid ou à la période d'abcès, cette méthode timide est dangereuse pour le malade car elle ne peut parer à toutes les éventualités fâcheuses.

Toute appendicite constatée sera opérée. L'intervention sera aussi précoce que possible. La résection à froid ne convient qu'à l'appendicite à rechutes, et aux cas constatés à l'époque de leur déclin.

Nous proscrivons donc le traitement médical qui endort la crainte de l'entourage et donne une fausse sécurité au malade.

Nous sommes opposés à cette méthode d'expectation qui offre certainement des cas plus faciles à opérer, alors que les accidents inflammatoires sont entrés en résolution ou que l'abcès est collecté. Mais peut-on prévoir, le degré des lésions ?

Il arrive souvent qu'au bout de 5 à 6 jours la température baisse et que la maladie décline ; les phénomènes s'atténuent et font croire à une guérison. Puis, deux ou trois jours plus tard, la fièvre reparaît et les accidents revêtent une nouvelle intensité. Que de fois ne nous est-il pas arrivé de voir des malades chez qui la fièvre, les vomissements, la douleur spontanée, avaient disparu. Nous sentions à peine un empâtement vague dans la région du cœcum, nous opérions quand même, forts de notre conviction. L'incision donnait issue à une quantité parfois considérable de pus.

Si la fièvre persiste chez un sujet atteint d'appendicite depuis 3 jours, la présence du pus est certaine. Si la fièvre n'existe plus, la présence de l'abcès est néanmoins possible.

Pourquoi donc attendre que des accidents plus sérieux viennent aggraver la situation et diminuer les chances d'un succès opératoire ?

Opérons de suite ; nous éviterons la marche extensive des foyers, leur rupture dans le péritoine, les abcès aréolaires du foie, la septicémie.

L'indication est tout autre dans les cas d'appendicite à rechutes. Là, il faut opérer à froid. On attendra quelques jours ou quelques semaines après la dernière attaque ; ce laps de temps variera avec le répit que donne entre chaque crise, le cas particulier. L'opération sera d'autant plus aisée que les attaques auront été plus rares et moins intenses.

Nous opérons également à froid quand nous sommes appelés à constater une appendicite à son déclin. Nous jouons de toute notre influence pour empêcher le convalescent de se lever et pour lui ouvrir le ventre un mois après, alors qu'il semble en parfait état. Inutile de dire que les répugnances du malade et celles de son entourage sont parfois difficiles à vaincre.

Les interventions en cas d'appendicite sont bénignes. Les insuc-cès tiennent parfois à la gravité spéciale du cas et presque toujours à la temporisation.

Ceux qui pratiquent souvent ces interventions sont frappés de la simplicité des suites opératoires.

Dans les appendicectomies faites à froid, l'incision de Roux fait découvrir de suite le cœcum, celui-ci est attiré au dehors. le vermium est enlevé, le cœcum est réintégré dans le ventre. Toutes ces manœuvres se sont effectuées au dehors de l'abdomen et l'immobilité anatomique de l'organe assure l'immobilité absolue de la petite plaie et sa cicatrisation rapide. Dans ces cas, on serait vraiment tenté de faire lever le malade le lendemain de l'intervention, sans le tiraillement pénible que chaque contraction abdominale occasionne au niveau de la suture musculaire.

Dans les appendicites dites simples, c'est-à-dire non accompagnées de lésions de péritonite locale ou générale, l'opération est moins compliquée encore que dans le cas précédent.

Dans les péri-appendicites, il y a souvent de l'imprévu ; car le siège de la collection est variable. Si celle-ci est antérieure, rien de plus facile ; l'incision tombe directement sur le pus ; mais si elle est postérieure ou perdue au milieu des anses grêles, il faut la vider sans inoculer le péritoine et si la chose est toujours possible elle est loin d'être toujours facile.

En cas de péritonite généralisée, le chirurgien en opérant n'empêche pas souvent la terminaison fatale, mais alors le malade meurt du fait de la maladie et non du fait de l'intervention.

Dieulafoy, ayant de l'appendicite une grande expérience, en a fait une étude complète et magistrale : « *Le traitement médical n'existe pas. Les moyens palliatifs ne sont bons qu'à faire perdre du temps. L'intervention sera aussi précoce que possible* ». Telles sont ses conclusions thérapeutiques. Le professeur de clinique médicale a même affirmé du haut de la tribune officielle qu' « *on ne devait jamais mourir d'appendicite* ».

Nous reconnaissons que cette déclaration répétée par les journaux politiques aurait pu être imprudende et augmenter dans certains cas la responsabilité médicale. Nous reconnaissons également que ce principe est vrai.

Pourquoi ne doit-on pas mourir d'appendicite ? Parce que le malade qui meurt aujourd'hui d'une péritonite par perforation a déjà dû présenter une ou deux crises légères qui auraient été guéries définitivement par une innocente intervention. Parce que le malade qui meurt d'un abcès ouvert spontanément dans le péritoine aurait dû trouver un bistouri pour linciser plus tôt. Parce que le malade qui meurt de septicémie, d'un abcès hépatique, ou d'une complication quelconque aurait dû être opéré le premier ou le deuxième jour, lorsqu'il n'y avait qu'un appendice congestionné à enlever, ou un peu plus tard, un petit abcès à vider.

Cette indication *est difficile à poser, car elle suppose un diagnostic précoce.* Les symptômes des formes légères sont souvent si frustres qu'elles passent inaperçues.

Nous causions il y a quelques jours avec un médecin distingué des hôpitaux de Paris. Notre confrère est à même de constater de fréquents cas d'appendicites car il assure le service médical d'un des pensionnats les plus connus de la capitale; il lui est donc facile de découvrir les formes frustres d'appendicite. Tantôt c'est une fillette qui accuse un point douloureux en sautant à la corde. Tantôt c'est un enfant qui présente pendant quelques jours des troubles digestifs et une légère sensibilité dans le ventre. Enfin c'est une jeune fille qui au moment de ses règles, accuse une douleur abdominale qui est mise sur le compte d'une congestion ovarienne. Dans tous ces cas, si on pense à l'appendicite et si on palpe la fosse iliaque droite, on trouve une sensibilité très nette de l'appendice alors que le malade n'attirait nullement l'attention de ce côté. *Pour découvrir l'appendicite au début, il faut toujours y penser.* Dans tous ces cas frustres, *il faudra* réséquer l'organe suspect. Cette opération qui ne fait courir aucun risque de mort, pourra parfois être inutile, mais combien de fois aussi placera-t-elle le sujet hors de l'atteinte des formes graves, qu'il est à la fois impossible de prévoir et d'éviter.

Pour qu'on ne mourût jamais d'appendicite, il faudrait que le diagnostic fût précoce, il faudrait opérer même les cas les plus légers en apparence ; il faudrait que la conviction des médecins fût absolue et la soumission des malades plus complète.

Le jour où l'on pourra affirmer qu'on ne doit pas mourir d'appendicite on pourra également dire qu'on ne doit jamais mourir de hernie étranglée, qu'on ne doit ni souffrir ni mourir d'un fibrôme utérin. Car alors on opérera les hernies presque aussitôt qu'on les aura reconnues et on enlèvera par le vagin tout fibrôme ayant tendance à grossir, ou amenant des hémorragies, des douleurs ou des phénomènes compressifs, quel que soit l'âge de la malade. On fera bien d'être à l'avenir plus interventionniste pour les cas où la chirurgie sauve les malades d'une infirmité ou de la mort. On devra par contre ne pas toucher à tous les cancers avancés des muqueuses qui récidivent après les opérations les mieux conduites et les plus largement pratiquées.

Toute opération d'appendicite doit débuter par une incision iliaque droite.

L'incision classique est celle qui a été tracée par Roux. On la pratique suivant une ligne de 10 à 15 centimètres, menée à un travers de doigt en dedans de l'épine iliaque antéro-supérieure, moitié au-dessus, moitié au-dessous de cette épine et parallèlement à l'arcade crurale.

Cette incision convient à la presque totalité des cas, qu'il s'agisse d'une résection à froid, d'une péritonite généralisée ou d'un abcès. Toutefois, en cas d'abcès, la règle est d'inciser au point le plus saillant, s'il y a collection perceptible.

L'appendicite simple, ou tout au moins, l'appendicite au début, doit se traiter par la résection de l'appendice.

Il nous est arrivé deux fois d'opérer au deuxième jour de l'attaque, l'appendice était simplement gros et congestionné. Comme symptômes, il n'y avait eu qu'un ou deux vomissements, un léger état gastrique et une douleur vive au point de Mac Burney. Une autre fois, nous avons opéré au 3e jour ; le vermium était gros, violacé, sur le point de se rompre ; il renfermait un calcul, et sa paroi externe présentait une escarre grisâtre à la veille de s'éliminer et de produire une perforation.

Dans les 3 cas nous procédâmes de la façon suivante : Incision classique de Roux. — Le cœcum était légèrement vascularisé. L'appendice était gros, entouré de molles adhérences faciles à détacher. L'appendice fut séparé de son méso d'un coup de ciseaux ; Une soie le ligatura au ras du cœcum et un surjet séro-séreux à la soie fine l'engloutit vers la cavité cœcale. Une suture à 3 plans ferma le ventre. Les malades ne suivirent aucun régime post-opératoire. Ils prirent chaque jour un lavement et se levèrent du 10e au 15e jour.

L'abcès péri-appendiculaire (la péri-appendicite) se traitera par l'incision faite au niveau du foyer, l'évacuation du pus sans lavage, et la résection de l'appendice, si celle-ci est possible.

Comment sait-on qu'il y a abcès péri-appendiculaire ? La fièvre, l'empâtement, la matité donnent la certitude qu'il existe une collection de pus ; que ces trois éléments existent isolément ou qu'ils soient réunis.. Mais l'absence de tout phénomène extérieur n'indique pas l'absence du pus. En juillet 1897, je vis avec M. Quentin (de Caix) une fillette de 9 ans qui présentait depuis 9 jours des accidents très nets d'appendicite. Je fus appelé pour intervenir chirurgicalement. J'examinai la malade avec soin et je ne trouvai ni empâtement, ni fièvre, c'était à peine si la palpation provoquait une douleur profonde et vague. J'en conclus au déclin d'une appendicite et je m'en allai sans opérer, conseillant simplement l'opération à froid ; le lendemain un abcès s'ouvrit spontanément dans l'intestin et la malade guérit. Les événements avaient justifié ma conduite, mais j'avais commis une faute en m'abstenant. Supposons que l'abcès se soit o vert dans le péritoine, au lieu de choisir le cœcum, la malade fût morte en 24 heures. On ne peut donc s'en rapporter à l'existence de la température qui fait souvent défaut. Il est également dangereux de fonder son diagnostic sur l'existence de la matité ou de l'empâtement, car il arrive que les anses intestinales sous-jacentes à la paroi établissent, entre la collection et la main exploratrice, une sorte de coussin gazeux à la fois souple et sonore.

Chaque fois que nous voyons un malade atteint d'appendicite depuis trois jours ou plus longtemps, si la fièvre a existé, s'il y a eu des phénomènes douloureux, même peu intenses, nous affirmons l'existence du pus. En cas de doute d'ailleurs, nous faisons une incision, et si l'abcès n'existe pas nous enlevons l'appendice, faisant ainsi œuvre très utile au malade.

Où doit-on inciser ? — S'il existe une tuméfaction nette à la vue et au palper, il faut inciser au centre de cette tuméfaction là où elle fait le plus saillie. Le siège d'ouverture sera donc variable suivant les cas. Tantôt entre la crête iliaque et le rebord costal, tantôt au-dessus de l'arcade crurale, tantôt plus près de l'ombilic. Si la tuméfaction n'existe pas, on fera l'incision classique de Roux, quitte à l'agrandir dans un sens ou dans l'autre, suivant les cas. L'ouverture du péritoine étant faite, la marche à suivre est fort variable. Le pus peut être superficiel et l'opération se réduit à une simple ouverture d'abcès, mais parfois aussi il faut le rechercher, soit en arrière du cœcum, soit au milieu des anses intestinales, soit vers le pelvis. Pendant toutes ces manœuvres, il faut protéger la grande séreuse à l'aide de compresses stérilisées. Une goutte de pus échappée par mégarde déterminerait une péritonite mortelle. L'opération n'est pas toujours facile. Le 4 octobre dernier, je vis avec les Docteurs Brasseur (de Villers-Bretonneux) et Moyencourt (de Marcelcave), un homme de 26 ans au 4ᵐ jour d'une appendicite. Je l'examinai et je ne trouvai ni fièvre, ni aucun signe objectif, la température était tombée depuis le matin même. En palpant l'abdomen je constatai néanmoins un point douloureux très net au-dessus de l'arcade crurale. J'incisai en ce point et je tombai directement dans la cavité péritonéale où je ne trouvai ni adhérences, ni abcès, ni lésions de péritonite. J'agrandis mon incision par sa partie supérieure, je palpai profondément le cœcum et je sentis une vague sensation d'empâtement. Je décollai donc l'organe par sa partie postérieure, après avoir isolé la cavité péritonéale, à l'aide de quatre compresses stérilisées. J'arrivai ainsi à vider un petit abcès contenant deux cuillérées à soupe de pus atrocement fétide. Le malade guérit sans éventration.

Le 4 octobre 1897, je fus appelé par le docteur Cayet (de Doullens) pour un gros garçon de quatre ans qui présentait depuis huit jours des accidents péritonitiques. Je fis l'incision classique et je ne trouvai autre chose que des anses intestinales rouges et agglutinées. Je fouillai avec précaution dans tous les sens et je finis par découvrir *à gauche* un abcès perdu au milieu des anses intestinales. Je l'évacuai et je plaçai un drain. L'enfant guérit avec une petite éventration qui s'est réduite spontanément par la suite. Le siège de cet abcès s'explique aisément, quand on songe que l'appendice souvent long, est parfois enroulé autour de la terminaison de l'iléon. La perforation dont il est le siège est le point de départ d'un abcès situé loin du cœcum..

Nous ne faisons jamais de lavages dans la cavité de l'abcès, du moins le jour de l'opération. Nous plaçons un gros drain allant jusqu'au fond du foyer. Le tube est entouré d'une lamelle de gaze, car pour le fixer nous ne faisons jamais de suture.

L'instrumentation pour l'opération d'abcès péri-appendiculaire se réduit donc à un simple bistouri.

Nous sommes parfois obligés de faire une contre-ouverture en présence d'abcès volumineux et de points déclives où le pus peut s'accumuler. Une fois je dus débrider le cul-de-sac de Douglas. Deux fois je fis une contre-incision au-dessous de l'arcade fémorale.

Deux autres fois je dus inciser la paroi abdominale au niveau de la fosse iliaque gauche.

Quand l'abcès est vidé, il faut tâcher d'enlever l'appendice. On s'oriente, on cherche, on décolle quelques adhérences à l'aide du doigt. On ne doit s'arrêter que si la découverte de l'organe peut entraîner l'ouverture de la portion saine du péritoine.

L'appendice, une fois trouvé, doit être lié à sa base et séparé d'un coup de ciseaux.

Des fistules simples ou stercorales se voient parfois à la suite des opérations d'abcès péri-appendiculaires. Chez un enfant de 9 ans que j'opérai le 18 mai 1897 avec le docteur Rinuy (de Moreuil) pour un énorme abcès occupant les deux fosses iliaques et le petit bassin, la plaie laissa s'écouler des matières mêlées de pus. Cette fistule se tarit spontanément au bout de quatre semaines.

Chez une jeune fille de dix-huit ans que j'opérai en novembre 1897, pour un abcès rétro-cœcal, avec le docteur Puche (d'Athies) il persista une fistulette qui au bout de six mois n'était pas encore tarie. Je réopérai donc cette malade le 4 juin 1898 et je trouvai dans la fosse iliaque droite un calcul appendiculaire qui n'avait pas été éliminé au moment des pansements. Je réséquai l'appendice. La malade guérit au 15ᵐᵉ jour.

Nous signalerons seulement *les éventrations* post-opératoires. Nous n'en n'avons observé qu'un seul cas. Il est facile d'y remédier chirurgicalement.

Dans les opérations pour péri-appendicite, il faut penser aux foyers secondaires.

Ces foyers secondaires résultent soit de lésions de péritonite étendue, qui se sont localisées par place, pour former 2 ou 3 foyers séparés par des adhérences ; soit d'un premier foyer péri-cœcal qui s'est ensuite propagé dans le voisinage : Bassin, fosse iliaque gauche, triangle de scarpa, etc. Dans ce cas il faut pratiquer une contre-ouverture gauche, médiane, vaginale, crurale. Les abcès lombaires et pleuraux sont rares. Moins rares sont les abcès aréolaires du foie, qui prennent leur organe dans les radicules de la veine porte, et qui éclatent une ou deux semaines après le début de la maladie, que celle-ci n'ait pas été opérée ou qu'elle ait été opérée trop tard. La température s'élève, le malade devient ictérique, le foie augmente de volume, l'état général s'altère comme au cours d'une affection septique. La chirurgie est impuissante dans des cas de ce genre. La terminaison est fatalement mortelle.

Chaque fois qu'on incisera un abcès péri-appendiculaire, on se rendra compte à l'aide du doigt s'il n'existe pas de collection voisine. Pendant les jours suivants, si la température persiste, ou si après être tombée, elle remonte de nouveau, il faut palper l'abdomen et rechercher avec le plus grand soin l'existence d'un foyer secondaire.

En cas de péritonite généralisée. Faire une laparotomie. L'intervention donne de mauvais résultats, mais comme les malades sont fatalement voués à la mort, il est permis de leur offrir la seule chance de survivre qui leur reste.

Bien que les conditions opératoires soient toujours déplorables, il faut encore établir une distinction entre les différents cas. Il est évident qu'un malade opéré d'une manière précoce est moins intoxiqué qu'un patient déjà refroidi. Il est moins grave d'opérer une péritonite suppurée qu'une péritonite septique diffuse. Cette dernière forme tuant le malade par intoxication avant que le péritoine n'ait eu le temps de se défendre par une barrière d'adhérences.

Quand on est en présence d'un de ces mauvais cas, il faut savoir que le malade est irrévocablement voué à la mort. Les résultats opératoires sont loin d'être brillants, mais les quelques rares succès qu'on enregistre, justifient néanmoins une intervention. Celle-ci sera menée de la façon suivante : Incision iliaque droite. Découverte et section de l'appendice après ligature simple. La main gauche étant alors introduite dans l'abdomen entre la paroi et les anses intestinales, le bistouri tenu de la main droite incise sur la saillie de l'autre main et ouvre ainsi une série de boutonnières par où va s'assurer le drainage de l'abdomen. On les dispose ainsi : Une sur la ligne médiane, deux dans les fosses iliaques deux dans les fosses lombaires, et parfois une dernière, dans le cul-de-sac vaginal postérieur. On fait ensuite un immense lavage à l'eau salée chaude à moins qu'on ne constate quelques adhérences ; dans ce cas, il faudrait s'en abstenir pour ne pas les rompre. Le nettoyage étant terminé, on placera dans chaque orifice un gros drain entouré d'une lamelle de gaze. On ne fera pas de suture.

Nous avons assisté à deux guérisons : l'une personnelle, l'autre quand nous étions interne de M. Peyrot. Deux fois nous avons prolongé le malade jusqu'au dixième jour. C'est un bien faible succès.

L'appendicite à rechutes — appendicite chronique — se traite par la résection du vermium faite à froid. L'intervention est d'une innocuité absolue. La guérison est radicale.

Théoriquement, la résection de l'appendice à froid, doit se pratiquer entre deux crises, à 3, 5 ou 6 semaines depuis la dernière. Cette règle admet que l'intervalle des deux attaques soit assez long pour permettre de choisir le moment opportun ; mais ce n'est pas toujours le cas. En voici un exemple.

En avril 1897, je vis avec le Docteur Thomas (de Montdidier) un jeune homme de 16 ans atteint pour la deuxième fois d'appendicite. La première crise remontait à 6 ans de là, le Docteur Thomas et moi nous étions à cette époque moins absolus et moins pressés qu'aujourd'hui dans nos décisions opératoires pour appendicite. Nous conseillâmes donc aux parents du malade de lui faire réséquer l'appendice six semaines plus tard. Les parents comme c'est la règle, oublièrent nos avis. Trois mois après, je fus rappelé auprès de ce malade par M. Lavoine (de Tricot). Une 3e crise commençait. Je remis de nouveau l'intervention au mois suivant ; mais deux nouvelles crises survenues à 2 ou 3 semaines de distance m'obligèrent à intervenir avant le retour absolu du calme. J'opérai ce malade le 20 juillet 1897 ; je trouvai un gros appendice dont l'extrémité libre était renflée, perforée et communiquant avec un petit foyer séreux. Je réséquai le vermium et la guérison s'accomplit sans incident.

Quand nous voyons des malades 2 ou 3 semaines après leur dernière crise, comme c'est la règle, nous les mettons au repos absolu pendant quelques jours puis nous les opérons ; préférant profiter de ce calme relatif plutôt que de risquer d'opérer au moment d'une nouvelle crise quelques semaines plus tard.

Voici *la technique* que nous suivons :

Incision de Roux. Dès que le péritoine est ouvert, on amène le cœcum au dehors, on découvre, on suit, on dissèque l'appendice, tout en protégeant la cavité abdominale à l'aide d'une compresse. L'appendice est isolé. Un coup de ciseaux le sépare de son méso, au ras du cœcum. On écrase le vermium, à son point d'insertion cœcale, à l'aide de l'angiotribe de Doyen; on lie en masse les tissus réduits à une toile séreuse, on détache l'organe d'un coup de ciseaux, on faufile une suture en bourse autour du moignon. Ce faufilé à la soie fine, prend la séreuse et une légère épaisseur de la musculeuse. On serre le nœud, et le moignon appendiculaire est englouti vers la cavité cœcale.

Jalaguier a modifié l'incision classique. Il ouvre la gaine du grand droit, pour entrer dans l'abdomen, en évitant de couper toute fibre musculaire. Cette modification a pour but d'éviter l'éventration. Nous la croyons donc inutile, car la suppuration seule produit la faiblesse de la cicatrice.

Si, pendant l'isolement de l'appendice, celui-ci se rompt et laisse écouler son contenu septique, on placera un drain pendant 48 heures. Dans les cas ordinaires, on fermera l'abdomen complètement par trois plans de suture en surget.

Parfois la séparation de l'appendice est très difficile, et le bistouri seul peut l'isoler de la paroi de l'intestin auquel il adhère intimement. Il se peut même qu'on ait très grande peine à le trouver, quand il est noyé dans des adhérences ou des franges graisseuses.

Qu'il s'agisse d'un volumineux appendice rempli ou non de calculs, d'un appendice renflé en massue et plein de pus, d'un appendice scléreux, petit, dur et atrophié, d'un appendice noyé dans des adhérences ou des masses graisseuses, d'un appendice rompu et communiquant avec un petit foyer, ou même d'un appendice d'apparence saine, la guérison radicale est constante et l'inocuité absolue.

L'intervention est d'autant plus facile que les crises ont été moins fréquentes, moins violentes et plus espacées.

OBSERVATIONS

(29)

I

Appendicite simple. — Résection du vermium au début de la crise. — Guérison.

Le 9 mars 1897, au soir, S*** jeune gars solide de 25 ans, est pris brusquement d'une douleur dans la fosse iliaque droite, douleur extrêmement vive et syncopale, avec vomissements. C'est une appendicite, que le lendemain matin, douze heures après le début des accidents, j'opérai sur la demande du docteur Douriez (Abbeville).

Rien à dire de l'intervention très simple et classique. L'appendice réséqué était obstrué d'un chapelet de 5 calculs, ovalaires, du volume d'un gros grain de millet.

Antérieurement, ce jeune homme, alors élève gymnaste à l'Ecole de Joinville, avait eu un assez grand nombre de crises appendiculaires moins longues et la plupart sans vomissements ; aucune n'avait duré plus de quelques heures et n'avait nécessité deux jours d'infirmerie. Impossible de se méprendre sur la nature des accidents, tant l'opéré est affirmatif sur l'identité de localisation douloureuse de cette crise ancienne, avec la poussée appendiculaire actuelle.

Il semble bien que si le concept de colique appendiculaire simple, admis par Talamon, doit être conservé, l'histoire clinique de ce jeune homme y ressortit tout entière. Un autre rapprochement s'impose : Mon opéré a eu toutes ses crises, sauf cette dernière, à l'école de gymnastique. Les exercices violents ont été invoqués comme cause prédisposante de l'appendicite ; si Legueu, dans son excellente monographie, voit surtout dans ce fait un résultat du surmenage, ne cite-t-il pas l'opinion de Robinson (Méd. Record, novembre 1895) qui invoque l'action directe des contractions des muscles psoasiliaques. Or, y a-t-il une profession où ce muscle soit soumis à des exercices plus violents et plus répétés, que celle de gymnaste ?

II

**Attaque légère d'appendicite. — Résection du vermium au début de
la crise. — Guérison.**

Une jeune ouvrière de 19 ans est prise un matin d'une douleur violente
dans le ventre, qui la force de suspendre son travail. Le Dr Henri Simonnot,
appelé, constate l'existence d'une région douloureuse à la pression dans
toute la fosse iliaque droite, avec maximum d'intensité au point classique
de Mac-Burnay. Le toucher vaginal ne révèle rien d'anormal; les culs-de-
sac sont libres à droite et en arrière ; l'utérus est mobile.

Pas de température ; le pouls un peu rapide ; pas de vomissements,
mais un état nauséeux assez prononcé. Les traits sont tirés, les yeux cernés.

Il y a 4 ou 5 ans, cette jeune fille a été atteinte d'une « inflammation
d'intestins » fort grave et qui a débuté d'une façon brusque, comme cette
fois. Soignée alors par les révulsifs, les emplâtres, les cataplasmes, toute
la gamme thérapeutique en usage pour la vieille typhlite, — elle a guéri
néanmoins au bout de cinq à six semaines. Depuis lors jusqu'à ce jour,
aucune rechute.

M. Simonnot fait le diagnostic d'appendicite au début ; et, suivant sa
louable pratique, il appelle immédiatement le chirurgien, avant que les
lésions aggravées ne rendent l'intervention moins bénigne.

Je fais l'incision ordinaire, et d'emblée j'arrive sur la région cœcale,
vascularisée et zébrée de traînées de péritonite plastique, l'appendice aisément découvert est reséqué au ras du cœcum ; une fermeture en bourse
isole le moignon de la cavité péritonéale, et l'abdomen est refermé sans
drainage. Les suites opératoires furent très simples et la malade guérit
sans incident.

III

**Grossesse de 5 mois. — Appendicite avec péritonite diffuse. — Inci-
sion et drainage, puis résection à froid 6 semaines après. — Mère
et enfant vivants.**

Madame G... (23 ans) a déjà présenté une série d'attaques frustres
d'appendicites, qui simulaient d'autant plus une douleur ovarienne, qu'elles
coïncidaient avec les époques menstruelles.

En novembre 1898, poussée franche avec péritonisme ; balonnement,
douleurs abdominales, vomissements, ces phénomènes s'amendent au bout
de quelques jours, puis reprennent sans une grande intensité jusqu'au 12

décembre. Alors, la douleur devient plus vive, avec irradiation dans la cuisse droite ; le pouls bat 110 fois à la minute ; le facies est altéré ; le ventre très balonné ; le thermomètre marque 37°6. J'opère la malade avec le Dr Béchet (d'Avranches). Je ne trouve pas de collection, mais des anses dilatées, vascularisées, et de la sérosité péritonéale. L'appendice est très adhérent, à la paroi cœcale, craignant de le déchirer, je l'entoure de mèches de gaze, et je place un tube contre sa face libre. Ce simple drainage fait disparaître les accidents : le pouls tombe à 90 ; la douleur de la cuisse s'amende ; l'abdomen devient souple.

Le point de Mac-Burnay reste douloureux. De temps à autre, la malade est reprise d'une petite poussée subaiguë, de sorte qu'elle n'a pas quitté le lit depuis près de 3 mois. Je décide donc 6 semaines après la première intervention de pratiquer l'appnedicectomie à froid.

Le 22 janvier 1899, j'opère la malade avec les docteurs Béchet et Nevot (Avranches). Des adhérences nombreuses entourent l'appendice qui est confondu avec les annexes droites. Celles-ci sont libérées. L'appendice est réséqué à sa base. La plaie abdominale est refermée sans drainage, 17 jours après l'opération, la malade se lève. Le Dr Béchet constate que la grossesse continue, et que l'enfant est vivant.

IV

Enorme abcès occupant le pelvis et les deux fosses iliaques incision, guérison.

Lucien L . . . . âgé de 9 ans est souffrant de troubles digestifs depuis deux jours. *Le 6 mai* 1892, le docteur Rinuy (de Moreuil) est appelé et constate une douleur vive au point de Mac-Burney, une température de 38°5 ; un pouls à 120, de la constipation, du météorisme, des vomissements alimentaires et bilieux. Le médecin applique de la glace et administre 8 à 10 centigrammes d'opium par jour. Au bout de 3 jours de traitement médical, les phènoménes s'amendent, la température tombe jusqu'au 17 mai.

Le 17 mai la température remonte à 39°, 39°, 5. Facies péritoneal. Météorisme très prononcé. Pas d'empâtement dans la fosse iliaque. Pouls à 130.

Le 18 mai j'incise la paroi abdominale à droite, un flot de pus est évacué, je place un drain et 4 points de suture.

Pendant les jours suivants, la température ne tombant pas, M. Rinuy fait sauter les points de suture, et fait chaque jour de grands lavages à la solution d'eau salée ; la température baisse.

Le 3 Juin, douleur et tuméfaction à gauche, température monte à 39°.

Le 6 Juin on se prépare à une contre ouverture à gauche quand le second abcès s'ouvre de lui-même dans la cavité. En pressant à l'aide des doigts en un point quelconque de la fosse iliaque gauche ainsi qu'au niveau de l'hypogastre, on faisait sortir du pus en abondance par la première incision. Il s'agissait donc d'un vaste abcès s'étendant à toute l'étendue de la cavité abdominale, partie inférieure.

Il persista pendant quelques semaines une fistule stercorale qui finit par s'oblitérer. L'enfant se remit rapidement. Il n'est pas resté d'éventration. La guérison était absolue *le 15 juillet 1897*.

V

Appendicite au 3ᵉ jour, — appendice prêt à se rompre, — résection guérison.

Joseph R. 14 ans a été soigné une fois pour un « état muqueux » qui dura 15 jours et une poussée de péritonite qui survint deux ans après et dont il n'est resté aucun vestige. —

14 *mars* 1898. — Douleur brusque à droite, vomissements; température 38° 5 le soir du 2ᵉ jour. —

17 *mars*. — ventre ballonné mais vomissements arrêtés — pouls à 105 — figure fatiguée. —

Laparotomie. — Anses intestinales rouges, appendice adhérent dèja mais facile à détaché ; parois violacées, excharre sur un point de sa paroi et à son niveau un calcul (!) gros comme un noyau de prune — appendicectomie — guérison.

VI

Abcès péri-appendiculaire perdu au milieu des anses intestinales, incision-guérison.

C... T... âgé de 5 ans, gros et fort garçon, a eu pendant les 3 semaines précédentes une diarrée forte et persistante.

Le 26 septembre 1897, l'enfant se plaint de douleurs dans le ventre et présente des vomissements bilieux Le docteur Cayet (de Doullens) constate de la fièvre, et pensant de suite à une appendicite, explore la fosse iliaque droite. Cette exploration détermine de la douleur dans toute la partie inférieure de l'abdomen, pas plus à droite qu'à gauche.

Pendant les 3 jours suivants, le malade est très agité, le ventre est balonné et très douloureux, on observe des douleurs très vives avant et pendant les mictions M. Cayet est même forcé de le sonder par suite de rétention d'urine qui se produisit vers le 5e jour de la maladie. Les accidents duraient depuis une semaine, et paraissaient se calmer. Le ventre était moins ballonné, l'enfant dormait un peu, la fièvre baissait mais il souffrait toujours en urinant.

Le 4 octobre, l'enfant recommence à crier et la température remonte ; l'opération est décidée.

Avec l'aide du docteur Cayet, je fais à droite l'incision classique ; je trouve des anses intestinales vascularisées, adhérentes entre elles, je les décolle et je ne trouve pas de pus dans la fosse iliaque ni en aucun point en rapport avec le cœcum. Je continuai donc à décoller les anses adhérentes, et finis par ouvrir une collection de pus fétide siégeant à gauche et plongeant dans le pelvis. Ce détail anatomique expliquait la diffusion de la douleur, et les troubles du côté de la vessie.

Je plaçai un drain et une mèche de gaze, et je fis le pansement. Dès le lendemain la température tomba et tous les autres phénomènes s'amendèrent. Pendant 10 jours M. Cayet fit le pansement régulièrement.

Le 14 Octobre l'enfant est pris subitement de douleurs et de fièvre mais les phénomènes se calment d'eux-mêmes, et depuis ce temps la guérison s'est maintenue.

VII

Péri-appendicite. — Incision iliaque droite. — Abcès secondaire a gauche. — Nouvelle incision. — Accidents de cystite purulente. — Guérison.

Alice L..., superbe fillette de 4 ans, a présenté un an auparavant une première crise d'appendicite qui dura 8 ou 10 jours.

Pendant les trois dernières semaines de décembre 1898, elle présenta des troubles d'embarras gastrique et un peu de diarrhée.

29 décembre 1898. — Vomissements apparaissent, alimentaires, puis bilieux, puis nettement fécaloïdes et répétés ; le ventre se ballonne ; arrêt complet des matières et des gaz ; le Docteur Lenoël me demande en consultation.

Je vois la malade le *2 janvier* : la figure est tirée, les yeux cerclés de noir, le nez pincé, le pouls bat 130 fois à la minute, la température marque 39°5. Au palper, le ventre est à peine sensible, ou du moins c'est à peine si à droite on constate un peu de défense musculaire pendant l'exploration. Je propose une intervention immédiate.

J'opère cette enfant 2 heures plus tard, à 6 heures du soir : Incision iliaque droite ; il sort un verre à vin, à peine de pus fétide, directement sous-jacent à la paroi, je place un drain. Pas de lavage, pas de recherches du vermium.

3 janvier 1899. — Température, 37° 5 le matin, 38° 2 le soir, les accidents de péritonite (vomissements, constipation, ballonnement) disparaissent.

Pendant 4 ou 5 jours la température remonte peu à peu jusqu'à atteindre 39° 6 le soir, l'enfant accuse nettement une douleur vive au palper à gauche.

9 janvier. — J'agrandis ma première incision, je décolle les anses intestinales à l'aide du doigt et je vide un énorme abcès siégeant à la fois à gauche et dans le petit bassin, — drainage.

10 janvier. — Température, 37° 2 le matin, 38° le soir, l'état général s'améliore de jour en jour, mais la plaie donne peu de pus et la température oscille toujours entre 37° 6 et 38° 8. Douleurs pendant la miction et chaque fois que des gaz circulent dans l'intestin.

20 janvier. — Douleurs atroces en urinant ; urines purulentes, température de 37° 5 à 38° 5.

Laparatomie médiane, décollement de la vessie, un peu de pus concret ramené au bout du doigt, mais pas de foyer. Drainage sus-pubien et rétro-vésical.

Lavage de vessie 2 fois par jour pendant 8 jours. La température ne tombe à la normale que le 29 janvier, un mois exactement après le début de la maladie.

10 février. — Cicatrisation complète des deux incisions, urines claires, guérison absolue.

VIII

Péri-appendicite. Abcès péri-appendiculaire. Première attaque Opération au 5ᵉ jour. Guérison.

Eugène L..., 24 ans, manouvrier, appelle M. Moyencourt (Marcelcave) pour des douleurs abdominales qui durent depuis deux jours. Ces douleurs ont débuté subitement à droite et se sont accompagnées de vomissements.

Le 2 octobre 1898, il paraît à notre confrère, abattu, souffrant, mais sans facies péritonéal. Langue très sale. Ventre légèrement ballonné, mais souple, douloureux au toucher. Il y a exagération manifeste de la douleur au point de Mac-Burney. Température 39° 2. M. Moyencourt pose le diagnostic d'appendicite et prescrit des cataplasmes laudanisés, et ordonne de l'huile de ricin ; on appelle le docteur Brasseur (Villers-Bretonneux) en consultation. L'opération est décidée.

Le 4 octobre, bien que la température soit tombée à 36° 7, j'interviens avec l'aide de mes deux confrères. L'incision faite au point le plus douloureux, c'est-à-dire au-dessus de l'arcade crurale me fait tomber dans la cavité libre du péritoine, et je ne trouve ni abcès, ni même d'adhérences. Je prolonge mon incision vers les côtes, je protège le péritoine avec des compresses, et décollant le cœcum en arrière je vide un abcès contenant deux cuillerées à soupe d'un pus extrêmement fétide. Pendant 8 jours la température oscille entre 37° et 38° et même 39° un soir. M. Moyencourt fait le pansement tous les deux jours.

16 octobre. — La fièvre monte à 39° 6, quelques râles sibilans indiquent qu'il y a de la bronchite ; celle-ci est certainement d'origine infectieuse.

23 octbre. — L'écoulemeut purulent se tarit, les acccidents généraux ont cessé.

26 octobre. — M. Moyencourt rétrécit la plaie par quelques points de euture.

8 novembre. — Cicatrisation complète.

IX

Enorme abcès péri-appendiculaire antérieur, appendicite subaiguë, incision, guérison.

Madame G... (54 ans), avait eu plusieurs fois des phénomènes douloureux et d'origine inconnue dans l'abdomen. Il y a deux ans, elle fut soigné pour une fièvre typhoïde (?) dont les phénomènes douloureux et la courte durée donnent à penser à une attaque d'appendicite.

Vers le 1er Janvier 1899, la malade éprouva des douleurs abdominales, et des troubles digestifs. Huit à dix jours plus tard, une tuméfaction apparut dans la fosse iliaque droite. Cette masse très douloureuse à la pression, atteignit rapidement le volume d'une tête d'adolescent.

Le 20 janvier, j'opérai cette malade avec M. Cormontagne (Hallivilliers). J'évacuai plus d'un titre de pus fétide. – Pendant les jours suivants, M. Cormontagne fit tous les jours un grand lavage d'eau bouillie dans la cavité de l'abcès. La malade qui présentait un teint subictérique, une langue sèche et un état général peu satisfaisant, s'améliora rapidement, et se leva complètement guérie au bout d'un mois.

X

Appendicite aiguë, abcès péri-appendiculaire antérieur, incision, guérison.

Jeanne L. (14 ans), n'a jamais présenté d'attaque antérieure. Le 1er février 1899, crise douloureuse à droite, vomissements, subictère ; ces accident font penser à une colique hépatique. Au bout de 9 jours, la température tombe ; les phénomènes s'amendent. Recrudescence 6 jours après : douleurs intenses dans tout le côté droit de l'abdomen ; température 39°. Empâtement très net dans la fosse iliaque, et le flanc droit.

J'opère la malade le 12 février 1899, avec les docteurs Callais, et Léméré (Breteuil). Incision de Roux. L'abcès est directement en rapport avec la paroi abdominale antérieure. Evacuation de 2 ou 300 grammes de pus fétide. Drainage. Guérison sans fistule.

XI

Forme légère d'appendicite — Pas de fièvre. — Peu de réaction péritonéale. — Opération. — Abcès rétro-cœcal. — Guérison.

M. W..., 48 ans, éprouvait depuis quelques semaines un point douloureux à droite, quand le 28 février 1899, il est pris de violentes coliques. — M. Briois (Bonnières) voit le malade le lendemain, constate un état saburral et ordonne un purgatif. — Les douleurs abdominales persistent quoique peu intenses.

Le 3 mars, le docteur Boutin (Auxi-le-Château) constate du ballonnement au ventre, un pouls à 104, une température de 37° 6, et un peu de subictère ; le palper révèle profondément une vague sensation d'empâtement.

Le 4 Mars, nos confrères trouvent le ventre moins ballonné, le pouls meilleur, l'état général excellent ; mais convaincus de la nécessité d'intervenir dans toutes les appendicites reconnues, ils m'appellent pour opérer.

Je constatai l'excellent état général du malade, dont le pouls battait 90 fois à la minute, dont la mine était très bonne et qui ne *souffrait pas du tout* à la palpation de la fosse iliaque.

J'opérai cet homme à 6 heures du soir avec MM. Boutin et Briois.

Je n'étais pas certain de la présence du pus, mais mon ami le Dr Boutin, nous en affirmait l'existence avec tenacité, se basant sur les symptômes réactionnels qu'il avait constatés au début.

Le ventre ouvert, nous permis de constater que la cavité péritonéale était libre de toute adhérence. — Le cœcum était refoulé en avant et aplati. — Je le décollai par derrière ; *un flot de pus fétide jaillit.* — Je lavai, je drainai.

Mes confrères renouvelèrent les pansements chaque jour. — Le malade guérit complètement.

XII

Abcès rétro-cœcal. — Incision. — Appendicectomie immédiate. — Guérison.

Joseph S .. 18 ans. - Ayant déjà présenté 2 abcès d'appendicite, l'un il y a 10 ans, l'autre il y a 3 ans. Le premier diagnostiqué entérite, et le deuxième obstruction intestinale.

Le 14 février 1897 pris de douleurs peu intenses dans le ventre et la cuisse droite — prend le lit — pas de vomissements — température 38° 1 le soir. — 2 jours plus tard les phénomènes s'amendent sous l'influence de la glace. — le 18 février, vomissements, douleurs, *mais pas de température* — On ne sent aucun empâtement dans la fosse iliaque droite ; il est vrai que le malade se contracte un peu — Opération le 22 février 1897 avec le Docteur Gars (St-Valéry) — Incision de Roux. Le péritoine est libre. Je protège avec des compresses — je décolle le cœcum   le pus s'écoule — je détache l'appendice qui est enlevé — drainage — guérison au bout de 25 jours.

XIII

Péri-appendicite. — Abcès péri-appendiculaire antérieur.   Incision simple. — Guérison.

Henri P. 9 ans. — Jamais de crise antérieure.

12 septembre 1898, l'enfant se met à boiter en se plaignant d'une douleur dans l'aine droite ; au même moment il présente une diarrhée qui dure quelques jours.

15 septembre, douleurs dans la fosse iliaque droite — vomissements. — Le Docteur Taquet (Abbeville) applique le traitement médical de l'appendicite. — La température atteint 39°. — Ventre ballonné modérément. — constipation.

23 septembre. — Incision iliaque au-dessus de l'arcade crurale — un verre à Bordeaux de pus contenant un calcul stercoral de forme olivaire.

Du 24 au 31 septembre, la fièvre persiste avec l'écoulement de pus, puis elle disparaît brusquement.

XIV

Appendicite à forme néoplasique. — Incision - Guérison.

M. M... 61 ans, se cachectisait de plus en plus depuis un mois, quand apparurent des accidents d'occlusion intestinale. La débâcle survenue,

M. le docteur Roisin (Crévecœur-le-Grand) trouva dans la fosse iliaque droite, une masse peu sensible et très nette. Pas de température, mais frissons et sueurs chaque soir ; pas d'hémorragie intestinale ; cuisse fléchie légèrement sur le bassin, les 3 derniers symptômes font penser à une appendicite plutôt qu'à un cancer.

J'opère le malade en octobre 1898 avec M. Roisin, un flot de pus fétide sort par l'incision — Phlébite et diarrhée pendant la convalescence — guérison absolue au bout de neuf semaines.

XV

Péritonite généralisée survenue au déclin d'une appendicite légère. — Laparatomie. — Mort.

M. B... (38 ans), atteint d'une forme très légère d'appendicite le 30 décembre 1898. — Simple point douloureux à droite. — Température atteint à peine 38°. — Un seul vomissement au début. — Traitement médical très bien institué par M. Coquidé (Frévent) — 8 jours après, dans la nuit, frisson violent, signe de péritonite septique — Pouls 130. — Extrémités froides. — Facies grippé — Laparatomie pratiqué 20 heures après le début des accidents, avec le Dr Planque (St-Pol) et M. Coquidé. Sérosité louche fétide sort à flots de l'abdomen. Drainage des deux côtés dn ventre. — Mort dix heures après.

XVI

Appendicite légère. — Accalmie. — Péritonite généralisée. — Mort.

Mlle G. 23 ans. — A eu il y a 7 ou 8 ans une crise d'appendicite. Il y a 12 jours nouveaux accidents : température légère, embarras gastrique, vomissements — point douloureux violent à droite. — Au bout de deux jours les accidents se calment. Je vois la malade avec le Docteur Leclerc (Arras). Voyant cette détente — nous nous abstenons — 2 jours après, les accidents reprennent : température 39°, pouls 130, vomissements, état général très grave, j'opère la malade le 4 juillet 1897 ; je trouve un petit foyer purulent derrière le cœcum. — Sérosité dans le ventre — drainage.

Mort 36 heures plus tard avec phénomènes d'intoxication.

XVII

Fistule d'origine appendiculaire. — Dissection du trajet. — Laparatomie. — Appendicectomie. - Guérison.

Mlle S. 26 ans. A eu à 2 reprises différentes des accidents abdominaux. — A la 2e attaque un abcès s'ouvre dans le triangle de scarpa, partie externe ; cet abcès se vide mais il persiste un orifice qui se ferme et se rouvre de temps à autre pour laisser écouler un liquide séro-purulent, ayant parfois l'odeur des matières fécales.

J'explore le trajet ; je puis à peine constater qu'il se dirige vers l'arcade crurale. — Incision verticale — dissection du trajet. — Incision de la paroi abdominale au-dessus de l'arcade et parallèlement à elle — je trouve un foyer immédiatement au-dessus de cette arcade, je trouve et je décolle l'appendice — je draine. — Fistule stercorale pendant 3 semaines — puis guérison complète.

XVIII

Appendicite. — Salpingo-ovarite droite. — Pelvipéritonite. — Castration abdominale totale. — Appendicectomie. — Guérison.

Madame G. (30 ans). — Il y a 4 ans, phénomènes abdominaux peu graves, mais se reproduisant plusieurs fois pendant le cours de l'année. Il y a 3 mois, péritonite grave ; température, 39°. — Pouls, 120. — Le Dʳ Lévêque (Montdidier) constate un gâteau inflammatoire dans la fosse iliaque droite. L'empâtement existe également dans le petit bassin, autour de l'utérus, ainsi que permet de le constater le toucher vaginal. Comme traitement, glace sur le ventre, opium, lavements, etc.

La crise se calme au bout de 3 semaines, mais laisse des douleurs persistantes dans le petit bassin et la fosse iliaque droite. La malade ne peut travailler.

A l'examen, on remarque à droite une masse irrégulière sensible à la pression, directement accolée à l'utérus, et remontant vers la fosse iliaque. L'utérus est porté en avant et très peu mobile. A gauche, on ne perçoit guère de sensations ; le cul-de-sac postérieur paraît contenir les annexes.

Laparotomie le 20 Octobre 1897, avec le Dʳ Lévêque. A l'ouverture du ventre, de nombreuses adhérences de l'intestins et de l'épiploon voilent les organes pelviens. Les adhérences sont détachées ; les annexes droites occupent le cul-de-sac postérieur. La trompe et l'ovaire sont difficilement séparés du rectum et de l'utérus. Les annexes droites présentent le volume d'un œuf ; la trompe est le siège d'une inflammation interstitielle (salpingite parenchymateuse), et l'ovaire contient un gros kyste séro-hématique. L'appendice vermiculaire du cœcum descend dans le petit bassin au contact de la partie postérieure de l'ovaire à laquelle il adhère. Une sorte de pus concret est découvert entre les adhérences des annexes droites, l'appendice vermiculaire, la face postérieure de l'utérus, et autour des annexes gauche qui occupaient le douglas.

Castration abdominale totale d'après le procédé américain. Nous décou-vrons alors que l'appendice vermiculaire est perforé à son extrémité qui adhérait à l'ovaire. Cet appendice est immédiatement réséqué à sa base. Les sutures pelviennes sont faites à la soie ; un drainage vaginal est etabli, et le ventre est refermé.

Suites normales. — Le malade va très bien.

XIX

Première crise, puis deux rechutes successives, sans intervalles, résection presque à froid, guérison.

Édmée M... 20 ans, jamais d'appendicite à sa connaissance dans ses antécédents. Toujours constipée. Cette constipation s'accentuait depuis plusieurs mois

En mars 1897, subitement pendant la nuit douleurs violente dans tout l'abdomen et à l'épigastre, vomissements continuels pendant 24 heures. Le docteur Froidure arrive 24 heures après le début desaccidents, il découvre le point douloureux de Mac-Burney et applique de la glace sur le ventre.

Cette crise dura 15 jours. M. Froidure constata un gâteau très net. La température n'atteignit qu'une seule fois 39°.

La malade se leva le 16ᵉ jour, mais conserva un point douloureux qui l'obligeait à marcher courbée en deux.

La douleur augmente, le Dᵣ Froidure conseille la résection de l'appen-dice. L'opération n'est pas acceptée et la malade se lève de nouveau. Nouvelle crise douloureuse qui force la malade à reprendre le lit.

Les docteurs Delaire et Froidure conseillent de nouveau l'opération. Je vis alors la malade qui ne présentait d'autre signe qu'un point douloureux net et classique.

Mai 1897, environ six semaines après le début des accidents, j'opérai la malade. L'appendice est entouré d'adhérences assez molles mais son extrémité libre est fortement fixée au niveau de la symphise sacro-iliaque droite. En décollant l'extrémité libre de l'organe j'ouvris une petite collec-tion de muco-pus communiquant avec l'appendice qui était perforé.

L'organe contenait de plus un calcul. Je réséquai le vermiun, j'épon-geais le pus et je plaçais un drain, que je laissai pendant 48 heures.

La malade revue le 20 novembre, 15 mois après l'intervention va très bien.

XX

Appendicite à rechutes. — 12 crises. — résection à froid. — Guérison.

Henri R... 13 ans, antécédents artritiques : grand'mère et deux oncles morts diabétiques. Lui-même a présenté depuis quelques mois des troubles dyspeptiques.

28 Août 1895, point douloureux à droite en marchant; commence à vomir deux jours après.

31 Août, péritonite très nette. Le docteur Coulompis (Bonneuil) applique de la glace et constata des douleurs généralisées, les vomissements durèrent plusieurs jours et la crise dura une quinzaine. La convalescence dura un mois. Il n'y eu pas d'autre accident pendant dix mois.

3 Janvier 1896. Douleur subite à droite sans autre accident après une course en voiture sur le pavé d'Amiens. Continue à marcher.

Mai 1896. Même douleur après une promenade de 3 kilomètres.

Novembre 1896. Deuxième crise d'appendicite avec vomissements et signes de péritonite. Cette crise dure 10 jours et paraît moins intense que la première. Calme pendant deux mois. Pendant cette crise comme pendant la première la cuisse se fléchissait sur la jambe et ne pouvait être étendue.

Depuis lors, il y eut une dizaine de crises qui étaient peu intenses mais obligeaient l'enfant à garder le lit pendant une huitaine de jours.

Le 17 octobre 1897. Dernière crise d'appendicite. Le docteur Colson (de Beauvais) conseille l'opération à froid.

J'opère l'enfant le 30 novembre 1897. Les adhérences sont résistantes l'appendice est vertical et son extrémité libre fixée à l'extrémité inférieure du rein droit. Le détachement de cette extrémité est difficile à effectuer. L'organe est long de **8** centimètres, son extrémité est renflée en baguette de tambour, sa partie moyenne est rétrécie, il n'existe pas de calcul dans la cavité mais simplement du muco-pus dans la partie renflée du canal. Résection classique. Guérison.

XXI

Appendicite à rechutes. — Résection à froid. — Guérison.

Mme B... 30 ans. — Tout l'été de 1897, constipation continuelle — embarras gastrique fréquents, puis au mois d'août — première crise d'appendicite légère, 2e crise en octobre, 3e crise en décembre, 4e crise, le 10 janvier 1898, qui se calma en 8 ou 10 jours. — Le Dr Thomas m'appelle auprès de cette malade.

Au moment de chaque crise, il y avait constipation, puis diarrhée.

Opération 17 février 1898 avec le Docteur Thomas. Appendice adhérent aux parois de la fosse iliaque — décollement à l'aide de la pince à disséquer — parois vermiculaires très épaissies. — Guérison.

XXII

Appendicite à rechutes. — Résection à froid. — Guérison.

Madame P., 37 ans, en juillet 1896, douleurs vives dans l'épigastre, le dos, vomissements ; teint légèrement salictérique. Le Dr Thomas (de Montdidier) fait quelques piqûres de morphine. La crise se passe en quelques jours.

12 août 1896. — Douleurs violentes dans le flanc droit. — Morphine, purgatif — la crise dure 3 jours. La convalescence dure six semaines.

De temps en temps, douleur passagère vers l'appendice.

2 février 1898. — Crise légère d'appendicite, avec un peu d'empâtement, menaces de nouvelles crises à chaque fatigue.

17 mai 1898. — Opération à froid faite avec le Dr Thomas. Je trouve l'appendice petit, rétracté, siléreux, noyé dans les franges épiploïques. — Malade revue en janvier 1899, va très bien.

XXIII

Appendicite chronique. — Résection du vermium faite à froid.

M. B. 9 ans, — en mars 1895, pendant que sa mère l'habille le matin, ressent une douleur subite dans la fosse iliaque droite qu'elle compare à un *clou qu'on enfonce dans les chairs.* — Vomissements incessants. — Le Dr G. applique un vésicatoire. — Reste *3 mois couchée.* — La malade commence alors à se lever mais garde un point douloureux au niveau de l'appendice, — à partir de ce moment jusqu'au jour où elle fut opérée, tous les quinze jours, elle avait une crise avec douleur et vomissements, qui l'obligeaient à garder le lit 3 jours.

Opérée le 19 mars 1897. — Appendice normal comme forme et volume, entièrement adhérent au cœcum, dont il est séparé à l'aide des ciseaux.

Revue en janvier 1899 — pas de point douloureux, santé parfaite.

XXIV

Appendicite à rechutes subuitrantes. — Appendicectomie. — Guérison.

André P. 17 ans, — 1re *attaque* d'appendicite à 7 ans, elle dure 8 jours — douleur dans la fosse iliaque droite, vomissements.

2e *attaque* à l'âge de 14 ans, durée trois semaines.

3e *attaque* à 16 ans. Je le vis à cette époque avec le Dr Thomas et je conseillai l'opération à froid, les parents hésitèrent en voyant l'enfant guéri.

4e *attaque* 3 mois plus tard, je conseille de nouveau l'opération à froid mais une 5e attaque survenue 15 jours plus tard, me force à intervenir avant refroidissement complet.

15 juillet 1897. — J'opère le malade avec M. Lavoine (Tricot), je trouve un gros appendice dont l'extrémité renflée en baguette de tambour se déchire au cours des manipulations, un peu de pus s'écoule dans le champ opératoire — je l'éponge avec soin et je ferme complètement sans drain· — Guérison parfaite et sans incidents.

XXV

Appendicite à rechutes. — Appendicectomie à froid. — Guérison.

M. B. (20 ans) a eu il y a 8 ans, une attaque très grave d'appendicite, pour laquelle il fut soigné par le Dr Thomas (Montdidier). Depuis lors, il eut deux rechutes, également intenses ; et depuis le mois de juin 1898, il conserva un point douloureux à droite, avec de légères poussées aiguës de temps en temps.

Le 30 août 1898, opération à froid : l'appendicite est petit, sclérosé, ratatiné, difficile à trouver au milieu des adhérences. Il est réséqué à sa base. — Guérison.

XXVI

Appendicite à rechutes. — Masse énorme d'adhérences. — Appendice introuvable. — Drainage. — Guérison depuis 2 ans.

Pierre S. 27 ans, a eu une première crise à 16 ans, puis après un repos de 8 ans, il a eu une série de crises d'appendicite. Depuis 7 à 8 mois il souffre toujours à droite, ne peut se livrer à aucune occupation importante. Il persiste un *gâteau péri-cœcæ.*

19 avril 1897. — Incision de Roux, — adhérences nombreuses, fongosités inflammatoires en grande quantité et tout autour du cœcum ; je ne puis trouver l'appendice. — Je termine donc par un lavage et un drainage très large, — suintement abondant pendant 15 jours, — cicatrisation complète au bout d'un mois.

XXVII

Appendicite chronique, succédant à une première crise aiguë. — Résection à froid. — Guérison.

Marthe C... (14 ans), présente depuis l'âge de 4 ans des accidents fréquents d'entérocolite. En janvier 1898, crise violente d'appendicite avec péritonite ; vomissements, météorisme, arrêt des matières et des gaz. M. Coterelle prescrit la diète absolue, une potion calmante, et applique de la glace sur le ventre, en déclarant que si au bout de quelques jours, le mieux ne survient pas, il faudra intervenir. La crise se calma, et la malade se leva au bout de trois semaines. Il persista un point douloureux à droite qui la gênait continuellement et l'obligeait même à prendre le lit de temps à autre. — J'opérai la malade en avril 1898, je trouvai un appendice long, très adhérent, et pourvu de deux rétrécissements. — Je le réséquai. — Guérison complète.

XXVIII

Appendicite calculeuse. — Crises fréquentes et légères. — Appendicectomie à froid. — Guérison.

Marie M. (26 ans), présenta une première crise de coliques appendiculaires le 15 février 1896. Elle fut soignée par le Dr Dhourdin et garda le lit pendant 3 ou 4 jours. Depuis cette époque et à des intervalles variant de 1 à 9 mois, la malade présenta de 10 à 15 crises douloureuses, qui lui faisaient garder le lit pendant 24 heures, et l'empêchaient de marcher pendant 2 ou 3 jours. Pendant ce temps, la malade consulta plusieurs médecins qui posèrent le diagnostic suivant : Rein mobile, congestion du foie, colique hépatique, tumeur derrière l'utérus (!!)

Je vis cette malade en décembre 1898 et je pensai d'abord à une simple névralgie ovarienne. En palpant la fosse iliaque, je sentis, chose très rare, l'appendice ferme et douloureux, roulant sous le doigt. La malade ayant constaté l'existence de sables intestinaux et même de sable urinaire, je fis le diagnostic de l'appendicite calculeuse. — Le 26 Janvier 1899, j'opérai la malade, et je découvris un appendice renfermant 3 beaux calculs échelonnés dans son canal. L'un d'eux était gros comme un noyau de prune et les deux autres comme des noyaux de cerises.

Il va sans dire que la malade a complètement guéri.

XXIX

Appendicite à rechutes. — Résection de l'organe à froid. — Guérison.

Mme De... 27 ans, hôtelière, femme forte et adipeuse, habituellement constipée. Père obèse, chauve, hernieux. Mère cardiaque.

Grossesse normale en 1894. Enfant bien portant. Deux fausses couches depuis.

En mai 1894, pendant qu'elle allaitait son enfant, elle sentait brusquement une douleur très vive dans le ventre, douleur siégeant surtout dans l'hypocondre droit. Douleurs intenses et météorisme, fièvre, vomissements. Un confrère soigne la malade pour une indigestion et lui administre les calmants classiques. Cette crise dure trois semaines. La malade reprend ses occupations mais en conservant toujours un point douloureux dans le voisinage de l'appendice. Ce point douloureux a amené de la part d'un médecin traitant, le diagnostic de métrite pour laquelle on eut recours au formulaire gynécologique. Peu de temps après la malade consulta mon ami le docteur Debray (Creil) qui fit le diagnostic de métrite et d'appendicite chronique.

En mai 1898, je vis la malade et pratiquai la résection de l'appendice. Celui-ci était petit, scléreux, noyé dans d'épaisses franges graisseuses. Actuellement la malade est complètement guérie.

CONCLUSIONS

CAUSES.

La structure de l'appendice rappelle celle de l'amygdale. L'appendicite est une amygdalite abdominale, c'est une *folliculite infectieuse*.

La cause de cette infection est parfois la tuberculose, l'actinomycose ; mais presque toujours le *coli-bacille*. Cette maladie sera donc favorisée par les inflammations aiguës ou chroniques du tube digestif.

L'apparition des accidents est souvent mais non toujours préparée par un vice de position de l'organe ou par des corps étrangers (arêtes de poisson, épingles, et surtout *calculs* stercoraux).

L'infection de l'appendice détermine la congestion, l'ulcération, le sphacèle et la perforation de l'organe.

La perforation entraîne la production d'une péritonite généralisée ou d'une péritonite localisée avec abcès. Toutefois ces deux accidents *peuvent survenir sans qu'il y ait perforation*. Les coli-bacilles ou leurs toxines pouvant filtrer à travers les parois vermiculaires.

SYMPTOMES.

Les classiques décrivent *4 formes* d'appendicite : (A) *L'Appendicite simple,* légère crise qui s'évanouit en 24 heures et justifie le nom de colique appendiculaire donné par Talamon. (B) *L'Appendicite ordinaire avec péritonite circonscrite et abcès péri-appendiculaire.* (C) *L'Appendicite perforante aiguë avec péritonite généralisée.* (D) *L'appendicite chronique* ou à rechutes.

A côté de ces quatre formes on en trouve *deux autres* : *L'Appendicite toxique* qui tue le malade par intoxication abdominale avec fièvre, diarrhée, pouls rapide sans qu'il y ait même perforation de l'appendice. *L'Appendicite dite néoplasique,* qui simule le cancer du cœcum, en ce sens qu'il y a début insidieux avec cachexie du malade, sans aucune douleur ni réaction péritonéale. La fièvre est le seul élément de diagnostic.

PRONOSTIC.

L'appendicite *récidive* dans la plupart des cas, parfois longtemps après la première crise.

Les rechutes sont presque toujours plus graves que la première attaque.

DIAGNOSTIC

Pour faire le diagnostic d'une manière précoce, il faut *toujours y penser.*

Chaque fois qu'un malade surtout un jeune sujet se plaindra de douleurs abdominales intenses ou légères chaque fois qu'il présentera des troubles digestifs il faudra palper l'appendice.

L'appendicite perforante aiguë avec péritonite généralisée se distinguera parfois difficilement de l'occlusion intestinale aiguë.

L'appendicite ou plutôt la péritonite appendiculaire se confondra souvent avec la salpingite ou plutôt la pelvi-péritonite salpingienne. Savoir que dans l'appendicite, la réaction péritonéale est plus vive, la température plus élevée, la douleur plus intense. *En cas de doute* suivre le conseil de Bouilly, c'est-à-dire *ne pas s'abstenir*.

Les abcès péri-appendiculaires ne seront pas confondus avec les abcès venus des organes voisins : Rein, vésicule biliaire, annexes, squelette.

Les abcès péri-appendiculaires ne seront pas confondus avec certaines tumeurs du voisinage qui déterminent des accidents aigus : Rein mobile, kyste ovarique ou trompe gravide à pédicule tordu, cancer du cœcum.

TRAITEMENT

Le traitement médical (glace et opium) calme la douleur et fait supporter la crise. Il est impuissant à prévenir la perforation ou empêcher les récidives. Il ne guérit donc pas l'appendicite malgré les bons résultats qu'il semble donner à première vue. Il endort souvent les craintes du malade et du médecin et donne une sécurité trompeuse.

Toute appendicite constatée sera opérée. L'opération sera aussi précoce que possible. La résection à froid ne convient qu'à l'appendicite à rechutes et aux cas constatés à l'époque de leur déclin.

Les interventions pratiquées pour appendicite sont bénignes, les insuccès tiennent parfois à la gravité du cas et souvent à la temporisation.

Toute opération d'appendicite débutera par l'incision iliaque droite et aura pour but la résection de l'organe. On ne renoncera à enlever l'appendice, que si son extirpation nécessite des recherches trop laborieuses et risquant de souiller le péritoine.

Dans les opérations pour appendicite, il faut toujours penser aux foyers secondaires.

La résection de l'appendice à froid est d'une innocuité absolue. En cas de péritonite généralisée, la mort est presque fatale qu'il y ait ou non opération. Le chirurgien a néanmoins le devoir d'offrir au patient la seule chance de vie qui lui reste.

« *On n'opérera jamais assez d'appendicites.* »

SEGOND.